はじめに

「1日20分10日でできる看護計算ドリル」を手に取ってくださり感謝します。

本書は、悩める看護学生のために考えた問題集です。国家試験の勉強をしていて、つまずく初めの一歩といえる計算問題、その問題の負担を少しでも軽くできないか、さらに実践に即した問題を作成できないかと考え仕上げた問題集です。

【本書の内容と活かし方】

- **計算の基本**：加法・減法・乗法・除法・小数・四捨五入・分数・百分率・累乗・比例式などの、基本的な計算問題を入れました。看護学校入学前の基本的な知識の確認として活用ください。これらは簡単な計算問題ですが、頭の体操の意味でも試してみてください。
- **基礎看護の計算問題**：点滴・輸液ポンプの計算問題、注射薬の濃度や薬液の希釈問題、酸素ボンベの残量計算問題など、国家試験で問われる必修項目を網羅しました。
- **成人・小児・母性看護の計算問題**：過去の15年間で出題された成人看護・小児看護・母性看護をピックアップしました。改訂にあたり、苦手な人も多い母性看護は特に強化しました。
- **問題を例題とドリル形式で**：最初に例題をあげ、計算方法を解説し、その次のページで類似の問題を解くように設定し、計算方法を忘れていても1冊の本で解決できるようにしてあります。**計算は繰り返すことが大事**です。例題の数字を変えて、何度も何度も同じ計算を繰り返すことで、自然と計算式が身につくように設定しました。**ぜひ、チャレンジしてみてください。**
- **時間がない看護学生でも「20分10日で」計算問題を終了できる**：国家試験対策は計算問題だけでなく、他にも多くの問題を解く必要があります。そのため、20分10日で計算問題が終了できるように組み立てました。イラストを多用し、読者の皆様の気持ちに配慮しながら、「ひとりでできた～!!」と達成感がもてるように工夫をしました。

【看護学校入学前の高校生、看護学校に入学した1年生、国試前の看護学生へ】

本書では解説をなるべく平易にするよう工夫しています。看護の勉強を始める前の入学前教育や初年次教育にも配慮したつもりです。「看護ってこんな計算をするのかぁ～」と計算問題を通して看護観の発展に寄与できればと思います。さらに最終学年の学生には、国家試験の勉強の取っかかりに、1月、2月のラストスパートの追い込みにご活用ください。

この問題集をきっかけに多くの看護学生の皆様が数字を巧みに活用し、看護の対象者によりよい看護が提供できることを望んでいます。

最後に、本の編集・出版・営業に際してお世話になった照林社の有賀洋文様、野口由美子様、営業部の皆様、ありがとうございます。そして、いつも応援してくれる私の教え子のみんな、仲間、家族に感謝いたします。

看護師国家試験合格をめざして!!!

2018年11月

菊地よしこ

もくじ

Part1 看護に必要な「計算」の学びなおし ……… 5

- ステップ❶ 加法と減法（足し算と引き算） ……… 6
- ステップ❷ 乗法と除法（掛け算と割り算） ……… 7
- ステップ❸ 小数（加法、減法、乗法、除法） ……… 9
- ステップ❹ 四捨五入（小数第一位、小数第二位） ……… 11
- ステップ❺ 分数（割り切れる計算、小数点あり） ……… 13
- ステップ❻ 百分率 ……… 15
- ステップ❼ 累乗 ……… 18
- ステップ❽ 比例式 ……… 20
- 模範解答 ……… 24

Part2 基礎看護編 ……… 27

点滴の計算問題　20滴/mL編
- 基礎編1 ……… 28
- 基礎編2 ……… 31
- 応用編1 ……… 34
- 応用編2 ……… 37
- 応用編3 ……… 40
- 模範解答 ……… 43

点滴の計算問題　60滴/mL編
- 基礎編 ……… 48
- 応用編1 ……… 50
- 応用編2 ……… 52
- 模範解答 ……… 54

点滴の計算問題　輸液ポンプ編
- 基礎編 ……… 56
- 応用編 ……… 58
- 模範解答 ……… 60

薬液の計算問題　注射薬の濃度編
- 基礎編1 ……… 62
- 基礎編2 ……… 64
- 応用編1 ……… 66
- 応用編2 ……… 68
- 応用編3 ……… 70

模範解答 ……………………………………………………………… 72

薬液の計算問題　希釈液編
　基礎編 ………………………………………………………………… 78
　応用編 ………………………………………………………………… 80
　模範解答 ……………………………………………………………… 81

酸素ボンベの計算問題
　基礎編1（残量計算） ………………………………………………… 84
　基礎編2（使用可能時間） …………………………………………… 86
　応用編（使用可能時間） ……………………………………………… 88
　総合問題（使用可能時間） …………………………………………… 90
　模範解答 ……………………………………………………………… 91

Part3　成人・小児・母性看護編 …………………………… 95

成人看護
　BMIの評価 …………………………………………………………… 96
　BMIの算出 …………………………………………………………… 98
　栄養量の計算1（脂肪摂取量） ……………………………………… 100
　栄養量の計算2（エネルギー計算・基礎編） ……………………… 102
　栄養量の計算3（エネルギー計算・応用編） ……………………… 104
　覚えておこう　インスリンの単位換算 …………………………… 106
　模範解答 ……………………………………………………………… 107

小児看護
　小児の身体発達（肥満度、カウプ指数、ローレル指数） ………… 111
　水分必要量 …………………………………………………………… 114
　模範解答 ……………………………………………………………… 116

母性看護
　月経周期（次にくる月経日を求める） ……………………………… 118
　妊娠週数（妊娠成立からの期間を求める） ………………………… 120
　分娩予定日（赤ちゃんの生まれる日を予測する） ………………… 122
　新生児の生理的体重減少率 ………………………………………… 124
　模範解答 ……………………………………………………………… 126

カバー・デザイン：ビーワークス　　カバー・イラスト：ウマカケバクミコ
本文レイアウト・DTP：明昌堂　　　本文イラスト：サイトウマスミ

本書の使い方

本書は、Part 1 ～ 3 からなりますが、模範解答までのブロックを毎日解いていくと10日で終わるように構成してあります。もし解答が出てこないときには、模範解答欄の□に問題文の数字を入れてみると、「あら簡単！」に問題が解けるようになっています。どんどん計算問題にチャレンジしてみてください。

Part 1　看護に必要な「計算」の学びなおし

1 日め　まずは、頭の準備体操！

Part 2　基礎看護編

2 日め　点滴の計算問題　20滴/mL編
ここからは、看護師さんの日常的な看護計算問題です。

3 日め　点滴の計算問題　60滴/mL編
繰り返し解いて、覚えていきましょう。

4 日め　点滴の計算問題　輸液ポンプ編
さまざまな計算問題に慣れておきましょう。

5 日め　薬液の計算問題　注射薬の濃度編
わからないポイントを確認しておきましょう。

6 日め　薬液の計算問題　希釈液編
たくさん計算して苦手意識をなくしましょう。

7 日め　酸素ボンベの計算問題
大変そう。でも落ち着いて解けば大丈夫！

Part 3　成人・小児・母性看護編

8 日め　成人看護
患者さんをイメージして解いてみましょう。

9 日め　小児看護
標準値や計算式の暗記も大切です。
繰り返し挑戦しましょう。

10 日め　母性看護
ポイントさえつかめば大丈夫！
自信をもってゴールです。

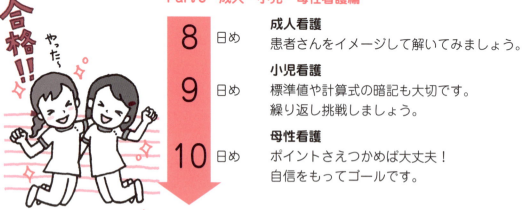

おまけ！
最後に巻末を見て、看護に必要な単位を復習しておきましょう。

Part 1

看護に必要な「計算」の学びなおし

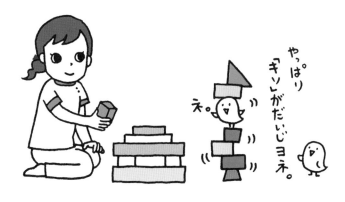

ステップ ①

加法と減法（足し算と引き算）

加法（足し算）と減法（引き算）の基本となる問題です。「＋」と「－」の記号を用いて計算します。

例題

◆ 次の計算をしましょう。

頭の体操です。
Let's try!!

1. 一の位
   ① 3 ＋ 2 ＝ ☐   ② 3 － 2 ＝ ☐

2. 十、百の位
   ① 17 ＋ 29 ＝ ☐   ② 425 － 132 ＝ ☐

解説

1. 一の位

① 3 ＋ 2 ＝

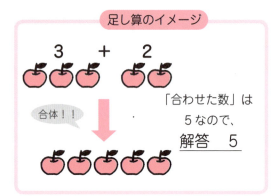

「合わせた数」は5なので、
解答　5

② 3 － 2 ＝

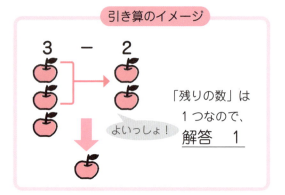

「残りの数」は1つなので、
解答　1

2. 十、百の位

① 17 ＋ 29 ＝ 46

```
   1 7
 + 2 9
 ─────
   4 6
```
(くり上がりの1)

くり上げは、その位の和が10より大きくなる場合に行いましょう。

解答　46

② 425 － 132 ＝ 293

```
   4 2 5          10
 - 1 3 2    -  3    +2=9
 ───────      ───
   2 9 3        7
```
❶ ❷ ❸

くり下がりは、引き算で足りないときに上の10の集まりから引くことです。

解答　293

ステップ2
乗法と除法（掛け算と割り算）

乗法（掛け算）と除法（割り算）の基本となる問題です。九九が大事になってきます。「×」と「÷」の記号を用いて計算します。

例題

◆ 次の計算をしましょう。

① 2 × 5 = ☐　　② 6 ÷ 2 = ☐

③ 12 × 12 = ☐　　④ 204 ÷ 2 = ☐

解説

① 2 × 5 =

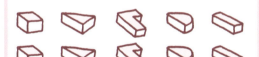

「合わせた数」は全部で10なので、
解答　10

② 6 ÷ 2 =

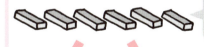

「カゴの中身」は3なので、
解答　3

③ 12 × 12 =

❶→❷→❸→❹→❺の順番で！

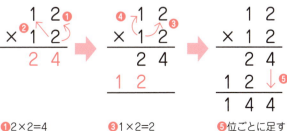

❶ 2×2=4
❷ 2×1=2
❸ 1×2=2
❹ 1×1=1
❺ 位ごとに足す

解答　144

Part 1 看護に必要な「計算」の学びなおし

④ 204 ÷ 2 =

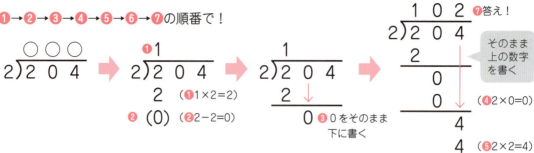

解答　102

練習問題　加法と減法（足し算と引き算）、乗法と除法（掛け算と割り算）

① 1 + 1 =
② 5 + 5 =
③ 15 + 15 =
④ 830 + 145 =
⑤ 789 + 456 =
⑥ 2 − 1 =
⑦ 22 − 12 =
⑧ 24 − 13 =
⑨ 356 − 245 =
⑩ 789 − 693 =
⑪ 2 × 2 =
⑫ 4 × 5 =
⑬ 10 × 10 =
⑭ 15 × 30 =
⑮ 20 × 21 =
⑯ 1 ÷ 1 =
⑰ 8 ÷ 4 =
⑱ 18 ÷ 2 =
⑲ 110 ÷ 2 =
⑳ 600 ÷ 60 =

● 解答は24ページ

ステップ ❸
小数（加法、減法、乗法、除法）

小数の計算です。小数点をそろえて計算します。この本の後半に出てくる、看護で必要な薬液の計算などに活かされるので、ここで復習しましょう。

例題

◆ 次の計算をしましょう。

① 0.3 ＋ 0.4 ＝ 　　　　　　② 0.8 － 0.4 ＝

③ 5.6 × 8 ＝ 　　　　　　④ 5.4 ÷ 6 ＝

解説

小数の足し算、引き算にチャレンジしてみよう！

① 0.3 ＋ 0.4 ＝

```
  0.3
＋ 0.4
─────
  0.7
```

❶小数点をそろえて並べよう！
❷3＋4＝7
❸最後に小数点を打ちます

② 0.8 － 0.4 ＝

```
  0.8
－ 0.4
─────
  0.4
```

❶小数点をそろえて並べよう！
❷8－4＝4
❸最後に小数点を打ちます

解答　0.7　　　　　　　　　　　解答　0.4

次は、小数の掛け算、割り算にチャレンジしてみよう！

③ 5.6 × 8 ＝

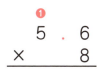
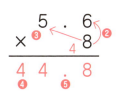

❶はじめに数字を並べてみよう！
　小数点は合わせなくてもいいよ！
❷6×8＝48
❸8×5＝40
❹十の位に4を書く
❺小数点より下のケタがそろうように小数点を打つ

解答　44.8

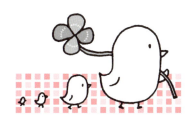

④ 5.4 ÷ 6 =

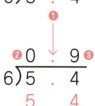

❶小数点を5.4の小数点に合わせてつける

❷0を書く
❸54÷6=9

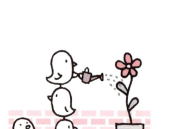

解答　0.9

練習問題　小数の足し算、引き算、掛け算、割り算

① 0.1 + 0.1 =
② 0.3 + 0.3 =
③ 0.5 + 0.5 =
④ 0.17 + 0.17 =
⑤ 0.19 + 0.19 =
⑥ 0.7 − 0.3 =
⑦ 0.9 − 0.1 =
⑧ 0.12 − 0.11 =
⑨ 0.24 − 0.13 =
⑩ 0.28 − 0.15 =

⑪ 0.3 × 0.3 =
⑫ 0.5 × 0.5 =
⑬ 0.15 × 0.1 =
⑭ 0.13 × 0.3 =
⑮ 0.18 × 0.2 =
⑯ 0.2 ÷ 0.1 =
⑰ 0.6 ÷ 0.3 =
⑱ 0.11 ÷ 0.1 =
⑲ 0.13 ÷ 0.5 =
⑳ 0.56 ÷ 0.8 =

● 解答は24ページ

ステップ ④ 四捨五入（小数第一位、小数第二位）

おおよその数にするために4以下を切り捨て、5以上を切り上げます。

例題

◆ 小数第一位を四捨五入しましょう。
① 1.3 ⇒ □　　② 2.8 ⇒ □

◆ 小数第二位を四捨五入しましょう。
③ 1.32 ⇒ □　　④ 2.27 ⇒ □

解説

さまざまな計算式の際、割り切れず整数にならないときに、『四捨五入せよ』と問われます。四捨五入の基本を押さえていきましょう。

1. 小数

　　　　　　　　　　第一位　第二位　第三位
$$56.234$$
　　　小数点

小数第一位とは　なら　3　　　　小数第二位とは　1.32なら　2
　　　　　　　2.87なら　8　　　　　　　　　　　　　　2.87なら　7

2.『四捨五入せよ』とは、「4」以下を切り捨て、「5」以上を切り上げることです。

　　　　　　切り捨て　　　　｜　5　6　7　8　9
　　　　1　2　3　4　　　｜　　　切り上げ

（その数字を消すだけでOKです）

小数第一位を四捨五入とは　　切り捨て
　　　　　　　　　　　3.42なら　3　　　　小数第二位を四捨五入とは　　切り捨て
　　　　　　　　　　　5.67なら　6　　　　　　　　　　　　　　　　3.なら　3.4
　　　　　　　　　　　切り上げ　　　　　　　　　　　　　　　　　　5.67なら　5.7
　　　　　　　　　　　　　　　（その数字を消して1桁上の数字に1を加えます）　　　切り上げ

小数第一位を四捨五入しましょう。

① 1.3　　小数第一位は「3」です。四捨五入すると、3 は切り捨て対象なので、

$$1.3 \rightarrow 1$$
　　　　　　　　　　　　　　　　　　　　　　　　解答　1

② 2.8　　小数第一位は「8」です。四捨五入すると、8 は切り上げ対象なので、

$$2.8 \rightarrow 3$$
　　　　　　　　　　　　　　　　　　　　　　　　解答　3

小数第二位を四捨五入しましょう。

③ 1.32　　小数第二位は「2」です。四捨五入すると、「2」は切り捨て対象なので、

$$1.32 \rightarrow 1.3$$
　　　　　　　　　　　　　　　　　　　　　　　　解答　1.3

④ 2.27　　小数第二位は「7」です。四捨五入すると、「7」は切り上げ対象なので、

$$2.27 \rightarrow 2.3$$
　　　　　　　　　　　　　　　　　　　　　　　　解答　2.3

練習問題　四捨五入

小数第一位を四捨五入せよ。

① 2.3 ⇒ 　　　　⑥ 3.6 ⇒
② 3.3 ⇒ 　　　　⑦ 3.4 ⇒
③ 5.5 ⇒ 　　　　⑧ 5.4 ⇒
④ 7.7 ⇒ 　　　　⑨ 1.9 ⇒
⑤ 9.9 ⇒ 　　　　⑩ 3.9 ⇒

小数第二位を四捨五入せよ。

⑪ 1.31 ⇒ 　　　　⑯ 1.54 ⇒
⑫ 3.34 ⇒ 　　　　⑰ 1.78 ⇒
⑬ 5.55 ⇒ 　　　　⑱ 4.32 ⇒
⑭ 7.75 ⇒ 　　　　⑲ 9.92 ⇒
⑮ 9.99 ⇒ 　　　　⑳ 11.26 ⇒

● 解答は24ページ

ステップ ⑤

分数①（割り切れる計算）

整数に割り切れる分数の計算です。

例題

◆ 次の分数を整数にしましょう。

① $\dfrac{100}{50} = \square$　② $\dfrac{20}{4} = \square$　③ $\dfrac{600}{50} = \square$　④ $\dfrac{273}{3} = \square$

解説

分数とは、整数Aを0でない整数Bで割った数（商）A／Bのことです。

$$\dfrac{A\ （分子）}{B\ （分母）}$$

これを分数というよ！

『分数を整数にしましょう』とは、A÷Bをしましょうということです。

① $\dfrac{100}{50}$ ÷10
= $\dfrac{10}{5}$
= 2

分母と分子を同じ数で割って、計算しやすい数に直すことを約分というよ

```
    2
5)1 0
  1 0
    0
```
解答　2

② $\dfrac{20}{4}$
= 5

```
    5
4)2 0
  2 0
    0
```
解答　5

③ $\dfrac{600}{50}$ ÷10
= $\dfrac{60}{5}$
= 12

```
    1 2
5)6 0
  5
  1 0
  1 0
    0
```
解答　12

④ $\dfrac{273}{3}$
= 91

```
    9 1
3)2 7 3
  2 7
      3
      3
      0
```
解答　91

練習問題　分数を整数に！

① $\dfrac{150}{50} = \square$　③ $\dfrac{60}{3} = \square$　⑤ $\dfrac{120}{3} = \square$　⑦ $\dfrac{200}{20} = \square$

② $\dfrac{24}{4} = \square$　④ $\dfrac{90}{3} = \square$　⑥ $\dfrac{180}{60} = \square$　⑧ $\dfrac{240}{80} = \square$

● 解答は24ページ

ステップ⑤

分数②（小数点あり）

前ページで実施した分数問題。今度は、小数点が出る計算式です。

例題

◆次の分数を小数点のつく数字にしましょう。

① $\dfrac{50}{20}=\square$　　② $\dfrac{75}{30}=\square$　　③ $\dfrac{550}{125}=\square$　　④ $\dfrac{360}{144}=\square$

解説

ちょっと頑張ってみましょう。戸惑うかも知れませんが、ひるまず頑張って！

① $\dfrac{50}{20}$ ÷10 → $\dfrac{5}{2}$ = 2.5

```
    2.5
2)5
  4
  1 0
  1 0
      0
```
解答　2.5

② $\dfrac{75}{30}$ = 2.5

```
      2.5
3 0)7 5
    6 0
    1 5 0
    1 5 0
          0
```
解答　2.5

③ $\dfrac{550}{125}$ = 4.4

```
        4.4
1 2 5)5 5 0
      5 0 0
        5 0 0
        5 0 0
              0
```
解答　4.4

④ $\dfrac{360}{144}$ = 2.5

```
        2.5
1 4 4)3 6 0
      2 8 8
        7 2 0
        7 2 0
              0
```
解答　2.5

割り算（7ページ）を使って計算すると分数も大丈夫ですよ。

練習問題　分数を小数に！

① $\dfrac{70}{20}=\square$　　③ $\dfrac{100}{40}=\square$　　⑤ $\dfrac{105}{30}=\square$　　⑦ $\dfrac{680}{80}=\square$

② $\dfrac{45}{30}=\square$　　④ $\dfrac{125}{50}=\square$　　⑥ $\dfrac{180}{40}=\square$　　⑧ $\dfrac{1050}{100}=\square$

● 解答は24ページ

ステップ⑥

百分率①

消毒液を薄めたりする際に、○％にしなさいなどと問題が出題されます。

例題

次の小数を百分率に、百分率を小数に直しましょう。

① 0.2 ⇒ □   ② 20％ ⇒ □

解説

百分率とは、全体を100とした場合の成分の割合をいいます。0.01を1％とあらわします。以下の表のようになります。

割合	1	0.1	0.01	0.001
百分率	100％	10％	1％	0.1％

％（パーセント）は、割合をあらわす単位で、per（当たり）cent（百）という意味です。

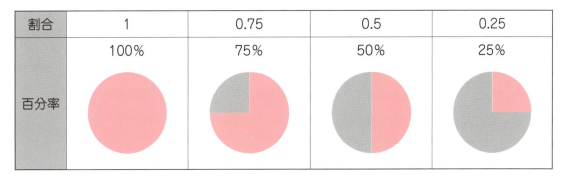

小数を百分率にするには

小数 × 100 ＝ ○％

百分率を小数にするには

百分率％ × 0.01 ＝ ◇

では、例題を解いていきます。

① 小数を百分率にしましょう。
0.2 ⇒ 0.2 × 100
　　　　＝ 20％
となります。　解答　20％

② 百分率を小数にしましょう。
20％ ⇒ 20 × 0.01
　　　　＝ 0.2
　　　　　　解答　0.2

ステップ ⑥

百分率②

日常生活の数字を○％にしていく百分率を活用した問題です。

例題

◆ 次の計算をしましょう。

① 25Lは50Lの何％ですか？

② 100円の8％は何円ですか？

解説

この文章問題は今までの13～15ページの問題などを活用した問題です。

ゆっくり、ひとつひとつ解いていきましょう。

① 25Lは50Lの何％ですか？

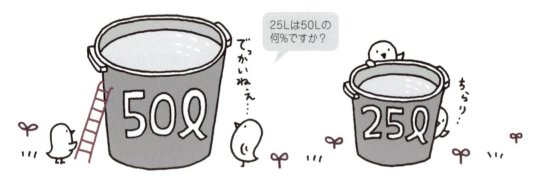

$\frac{25}{50}$ = 25 ÷ 50 = 0.5

⇒ 百分率にすると 0.5 × 100 = 50％

解答　50％

② 100円の8％は何円ですか？

この場合はまず、8％を小数に直して計算します。

8％ ⇒ 8 × 0.01 = 0.08

100円 × 0.08 = 8円

解答　8円

練習問題

次の小数を百分率に、百分率を小数に直しましょう。

① 0.1 ⇒ ☐　　⑤ 0.569 ⇒ ☐　　⑨ 100% ⇒ ☐　　⑬ 50% ⇒ ☐

② 0.3 ⇒ ☐　　⑥ 0.08 ⇒ ☐　　⑩ 99% ⇒ ☐　　⑭ 150% ⇒ ☐

③ 3.5 ⇒ ☐　　⑦ 0.065 ⇒ ☐　　⑪ 0.1% ⇒ ☐　　⑮ 10% ⇒ ☐

④ 1.25 ⇒ ☐　　⑧ 0.24 ⇒ ☐　　⑫ 0.9% ⇒ ☐　　⑯ 78.5% ⇒ ☐

次の計算をしましょう。

⑰ 50Lは100Lの何％ですか？

　　計算式

　　_____　　解答 _____

⑱ 38mは、50mの何％ですか？

　　計算式

　　_____　　解答 _____

⑲ 186Lの25％は何Lですか？

　　計算式

　　_____　　解答 _____

⑳ 55kgの22％は何kgですか？

　　計算式

　　_____　　解答 _____

㉑ 病院のスタッフ2500人のうち55％が看護師である。看護師の人数は何人ですか？

　　計算式

　　_____　　解答 _____

● 解答は25ページ

Part 1　看護に必要な「計算」の学びなおし

ステップ ❼

累乗

累乗は、同じ数を何回か掛け合わせる計算方法です。BMI（96～99ページ）の標準体重などの計算に使用します。

例題

◆ 次の問題を解きましょう。

① $3^2 = \boxed{}$ ② $35^2 = \boxed{}$ ③ $165^2 = \boxed{}$

解説

累乗とは、ある数を何回か掛け算することです。

$5^3 = 5×5×5$　　などのように！

文字の右肩に書いている小さい数字は指数といって、その数だけ掛け算します。

① 3^2　　指数＝3を掛ける回数

この式は　3 × 3 = 9　となり、

<u>解答　9</u>

② 35^2 の場合は 35×35 となります。

```
    3 5
  × 3 5
  ─────
    1 7 5
  1 0 5
  ─────
  1 2 2 5
```
となり、

<u>解答　1225</u>

③ 165^2 の問題はちょっと数が多くなって戸惑いますが、ゆっくり、少し時間がかかってもよいので計算してみましょう。

165×165です。これが実際、成人看護で標準体重を出すときに使用される累乗になります。

```
        1 6 5
      × 1 6 5
      ───────
        8 2 5   ←ここは (5×165)
      9 9 0     ←ここは (6×165)
    1 6 5       ←ここは (1×165)
    ───────
    2 7 2 2 5   あとは 上から下を足します。
```

<u>解答　27225</u>

練習問題 次の問題を解きましょう。

① $4^2 =$
計算式
解答

② $5^2 =$
計算式
解答

③ $6^3 =$
計算式
解答

④ $5^3 =$
計算式
解答

⑤ $10^2 =$
計算式
解答

⑥ $33^2 =$
計算式
解答

⑦ $66^2 =$
計算式
解答

⑧ $85^2 =$
計算式
解答

⑨ $99^2 =$
計算式
解答

⑩ $99^3 =$
計算式
解答

⑪ $135^2 =$
計算式
解答

⑫ $145^2 =$
計算式
解答

⑬ $164^2 =$
計算式
解答

⑭ $155^2 =$
計算式
解答

⑮ $174^2 =$
計算式
解答

⑯ $166^2 =$
計算式
解答

⑰ $180^2 =$
計算式
解答

⑱ $175^2 =$
計算式
解答

⑲ $161^2 =$
計算式
解答

⑳ $159^2 =$
計算式
解答

● 解答は25ページ

ステップ ❽

比例式 ①

消毒液や注射薬などを調整する際に必要な計算式になります。ゆっくり、解いていきましょう。

例題

◆ Xの値を求めましょう。

X : 3 = 2 : 6

解説

比例式とは、2つの比が等しいことを示す式で、2つの変数のなかで、一方が2倍・3倍となると、他方も2倍・3倍となっていくことです。

なので、

左側 = 右側

□ : △ = ○ : ◇

とあらわされる式で、左側が2倍になると、右側も2倍になります。なので、この比例式でいくと、□が2倍になると○も2倍になり、△が3倍になると◇も3倍になります。

式で示すと、　　2□ : 3△ = 2○ : 3◇　　となります。

また、文章問題などで、比例式を自分で作成する際のポイントは、□ と ○、△ と ◇ の単位を同じにすることです。

□mg : △mL = ○mg : ◇mL

複雑な文章問題が出てきたら、この式を思い出して問題を解いてみましょう。

では、例題を解いていきます。

比例式の計算方法は、

外側と外側、内側と内側を計算していきます。例題を通して解説します。

例題 X : 3 = 2 : 6 のような計算式では、外側と外側、内側と内側を計算するので、

X : 3 = 2 : 6

6X = 6

X = 1

❶ 外側どうしを掛け算します
❷ 内側どうしを掛け算します
❸ Xの値を求めます。X左側(左辺)の数字で右側(右辺)の数字を割ります

❗ポイント

比例式とは
□ : △ = ○ : ◇
とあらわされること！
ポイントは □と○、△と◇の単位を同じにする。
□mg : △mL = ○mg : ◇mL
複雑な文章問題が出てきたら、この式を思い出して問題を解いてみよう。

解答　1

練習問題 Xの値を求めましょう。

① X : 3 = 4 : 6
計算式

　　　　　　　　　解答

② X : 6 = 4 : 12
計算式

　　　　　　　　　解答

③ X : 9 = 4 : 3
計算式

　　　　　　　　　解答

④ X : 6 = 3 : 9
計算式

　　　　　　　　　解答

⑤ X : 24 = 4 : 12
計算式

　　　　　　　　　解答

⑥ 9 : 6 = X : 24
計算式

　　　　　　　　　解答

⑦ 45 : 20 = X : 30
計算式

　　　　　　　　　解答

⑧ 7 : 4 = 28 : X
計算式

　　　　　　　　　解答

⑨ 5 : 8 = 4 : X
計算式

　　　　　　　　　解答

⑩ X : 12 = 3 : 6
計算式

　　　　　　　　　解答

● 解答は26ページ

ステップ ⑧

比例式② 文章問題

比例式の文章問題は、看護現場でよく使う計算です。ゆっくり頑張ってみましょう！

例題

🔖 比例式の文章問題を解いてみましょう。

注射薬に6mg/2mLと表記されていた。1mL当たり何mgか。

解説

文章問題も簡単、簡単！ よく読んで、比例式を組み立てられるようにしましょう。

比例式のポイントで習ったように →20ページ
文章をよく読んで、

□mg ： △mL ＝ ○mg ： ◇mL と 単位を合わせるようにします。

例題の、『注射薬に6mg/2mLと表記されていた。1mL当たり何mgか』
では、

6mg ： 2mL ＝ Xmg ： 1mL

ここで比例式のポイントを活用して

矢印のように比例式を組み立てます。何mgかと聞いていますので、わからない値をXとします。

ここまでできれば比例式①（20ページ）で示したように計算をします。計算するときは、単位は必要なくなります。

$$6mg : 2mL = Xmg : 1mL$$
$$2X = 6$$
$$X = \frac{6}{2} = 6 \div 2$$
$$X = 3$$

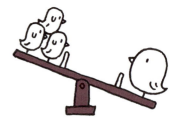

解答　3mg

文章問題も簡単、簡単！ よく読んで、比例式を組み立てられると、難しいと思った計算式も簡単にできますよ。

練習問題　値を求めましょう。

① 注射薬に 8 mg/2 mL と表記されていた。1 mL当たり何mgか。
計算式 _____　解答 _____

② 注射薬に12mg/2 mLと表記されていた。1 mL当たり何mgか。
計算式 _____　解答 _____

③ 注射薬に 9 mg/3 mLと表記されていた。1 mL当たり何mgか。
計算式 _____　解答 _____

④ 注射薬に12mg/6 mLと表記されていた。1 mL当たり何mgか。
計算式 _____　解答 _____

⑤ 注射薬に24mg/6 mLと表記されていた。1 mL当たり何mgか。
計算式 _____　解答 _____

⑥ 10％のブドウ糖液10mLの中にブドウ糖は何g含まれるか。
計算式 _____　解答 _____

⑦ 20％のブドウ糖液10mLの中にブドウ糖は何g含まれるか。
計算式 _____　解答 _____

⑧ 5％のブドウ糖液100mLの中にブドウ糖は何g含まれるか。
計算式 _____　解答 _____

⑨ 10％のブドウ糖液100mLの中にブドウ糖は何g含まれるか。
計算式 _____　解答 _____

⑩ 20％のブドウ糖液200mLの中にブドウ糖は何g含まれるか。
計算式 _____　解答 _____

● 解答は26ページ

Part 1　看護に必要な「計算」の学びなおし

模範解答

ステップ1、2 （8ページ）

① 2
② 10
③ 30
④ 975
⑤ 1245
⑥ 1
⑦ 10
⑧ 11
⑨ 111
⑩ 96
⑪ 4
⑫ 20
⑬ 100
⑭ 450
⑮ 420
⑯ 1
⑰ 2
⑱ 9
⑲ 55
⑳ 10

ステップ3 （10ページ）

① 0.2
② 0.6
③ 1.0
④ 0.34
⑤ 0.38
⑥ 0.4
⑦ 0.8
⑧ 0.01
⑨ 0.11
⑩ 0.13
⑪ 0.09
⑫ 0.25
⑬ 0.015
⑭ 0.039
⑮ 0.036
⑯ 2
⑰ 2
⑱ 1.1
⑲ 0.26
⑳ 0.7

ステップ4 （12ページ）

① 2
② 3
③ 6
④ 8
⑤ 10
⑥ 4
⑦ 3
⑧ 5
⑨ 2
⑩ 4
⑪ 1.3
⑫ 3.3
⑬ 5.6
⑭ 7.8
⑮ 10.0
⑯ 1.5
⑰ 1.8
⑱ 4.3
⑲ 9.9
⑳ 11.3

ステップ5① （13ページ）

① 3
② 6
③ 20
④ 30
⑤ 40
⑥ 3
⑦ 10
⑧ 3

ステップ5② （14ページ）

① 3.5
② 1.5
③ 2.5
④ 2.5
⑤ 3.5
⑥ 4.5
⑦ 8.5
⑧ 10.5

ステップ6 （17ページ）

① 10%
② 30%
③ 350%
④ 125%
⑤ 56.9%
⑥ 8%
⑦ 6.5%
⑧ 24%
⑨ 1.00
⑩ 0.99
⑪ 0.001
⑫ 0.009
⑬ 0.5
⑭ 1.5
⑮ 0.1
⑯ 0.785
⑰ 50÷100＝0.5　0.5×100＝50%
　　　　　　　　　解答　50%
⑱ 38÷50＝0.76　0.76×100＝76%
　　　　　　　　　解答　76%
⑲ 25%⇒0.25　186×0.25＝46.5
　　　　　　　　　解答　46.5L
⑳ 22%⇒0.22　55×0.22＝12.1
　　　　　　　　　解答　12.1kg
㉑ 55%⇒0.55　2500×0.55＝1375
　　　　　　　　　解答　1375人

ステップ7 （19ページ）

① 4×4＝16
② 5×5＝25
③ 6×6×6＝216
④ 5×5×5＝125
⑤ 10×10＝100
⑥ 33×33＝1089
⑦ 66×66＝4356
⑧ 85×85＝7225
⑨ 99×99＝9801
⑩ 99×99×99＝970299
⑪ 135×135＝18225
⑫ 145×145＝21025
⑬ 164×164＝26896
⑭ 155×155＝24025
⑮ 174×174＝30276
⑯ 166×166＝27556
⑰ 180×180＝32400
⑱ 175×175＝30625
⑲ 161×161＝25921
⑳ 159×159＝25281

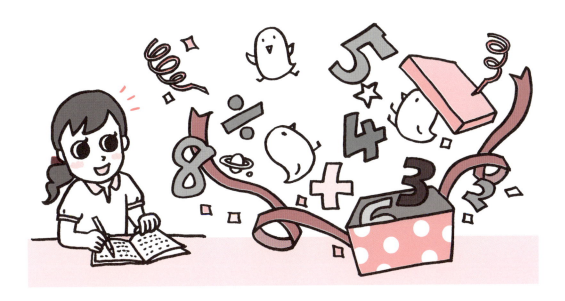

ステップ 8 ① (21ページ)

① X：3＝4：6
　6X＝12
　X＝2　　　解答　2

② X：6＝4：12
　12X＝24
　X＝2　　　解答　2

③ X：9＝4：3
　3X＝36
　X＝12　　解答　12

④ X：6＝3：9
　9X＝18
　X＝2　　　解答　2

⑤ X：24＝4：12
　12X＝96
　X＝8　　　解答　8

⑥ 9：6＝X：24
　6X＝216
　X＝36　　解答　36

⑦ 45：20＝X：30
　20X＝1350
　X＝67.5
　　　　　　解答　67.5

⑧ 7：4＝28：X
　7X＝112
　X＝16　　解答　16

⑨ 5：8＝4：X
　5X＝32
　X＝6.4　　解答　6.4

⑩ X：12＝3：6
　6X＝36
　X＝6　　　解答　6

ステップ 8 ② (23ページ)

① 8mg：2mL＝Xmg：1mL
　2X＝8
　X＝4
　　　　　　解答　4mg

② 12mg：2mL＝Xmg：1mL
　2X＝12
　X＝6
　　　　　　解答　6mg

③ 9mg：3mL＝Xmg：1mL
　3X＝9
　X＝3
　　　　　　解答　3mg

④ 12mg：6mL＝Xmg：1mL
　6X＝12
　X＝2
　　　　　　解答　2mg

⑤ 24mg：6mL＝Xmg：1mL
　6X＝24
　X＝4
　　　　　　解答　4mg

⑥ 10％⇒0.1
　10mL×0.1＝1mL⇒1g
　　　　　　解答　1g

⑦ 20％⇒0.2
　10mL×0.2＝2mL⇒2g
　　　　　　解答　2g

⑧ 5％⇒0.05
　100mL×0.05＝5mL⇒5g
　　　　　　解答　5g

⑨ 10％⇒0.1
　100mL×0.1＝10mL⇒10g
　　　　　　解答　10g

⑩ 20％⇒0.2
　200mL×0.2＝40mL⇒40g
　　　　　　解答　40g

Part 2

基礎看護編

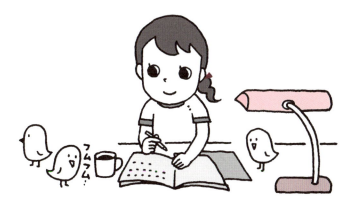

点滴の計算問題　20滴/mL編

基礎編 1

看護師さんが毎日行っている点滴の計算問題です。簡単に覚えましょう。

例題

次の計算をしましょう。

60mLの輸液を1時間で行う指示が出された。1mL約20滴の輸液セットを用いた場合の1分当たりの滴下数を求めよ。ただし、小数第二位を四捨五入すること。

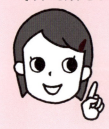

解説

計算式

$$\frac{総輸液量 \times 輸液セット1mLの滴下数}{注入時間(時) \times 60(分)} = 1分間の滴下数$$

計算方法 I

上の計算式に問題の数字を入れてみましょう。

Q　60mLの輸液を1時間で行う指示が出された。1mL約20滴の輸液セットを用いた場合の1分当たりの滴下数を求めよ。

- 総輸液量のこと
- 注入時間(時)のこと
- 輸液セット1mLの滴下数のこと
- 1分間の滴下数のこと。1時間＝60分

では、計算式にあてはめてみましょう。

$$\frac{総輸液量\ 60 \times 輸液セット1mLの滴下数\ 20}{1\ 注入時間(時) \times 60(分)} = 1分間の滴下数$$

$$\frac{\overset{1}{60} \times 20}{1 \times \underset{1}{60}} = 20$$

解答　20滴/分

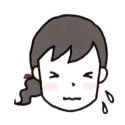

「計算式なんて覚えられな〜い！」

そんな人には、2段階で5秒くらい余計に時間がかかるけど、計算式を暗記しなくてもいい方法があります。

計算方法 II

教科書などに載っている前ページの計算式を忘れても、❶、❷ができれば大丈夫！！！！

計算式

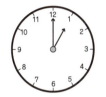

1時間の注入量を求めます

❶ 総輸液量 ÷ 注入時間 ＝ 時間量

❷ 時間量 ÷ 3 ＝ 1分間の滴下数

20滴/mLのときは❶で求めた値を3で割る

まず、はじめに、

❶時間量＝「1時間でどれくらいの量（何mL）を入れるのか？」を計算します。

　『60mLの輸液を1時間で行う指示が出された』ということは、

　　1時間に 60mL 入れるということですね。

次に、

❷点滴セットの条件が20滴/mLのときは、❶の結果を3で割ります。

$$60 ÷ 3 = 20$$

……これで終了です。

解答　20滴/分

理由

なぜ3で割るのかというと、基本の計算式で変化しない「滴下数（20）」と「60分」を約分しているからです。

$$\frac{総輸液量\ 60\ ×\ 輸液セット1mLの滴下数\ \cancel{20}^{1}}{1\ 注入時間(時)\ ×\ \cancel{60}_{3}(分)}$$

練習問題 　以下の計算問題を解いてみましょう！

① 120mLの輸液を1時間で行う指示が出された。1mL約20滴の輸液セットを用いた場合の1分当たりの滴下数を求めよ。ただし、小数第二位を四捨五入すること。

計算式

_____　　解答 _____

② 200mLの輸液を1時間で行う指示が出された。1mL約20滴の輸液セットを用いた場合の1分当たりの滴下数を求めよ。ただし、小数第二位を四捨五入すること。

計算式

_____　　解答 _____

③ 300mLの輸液を1時間で行う指示が出された。1mL約20滴の輸液セットを用いた場合の1分当たりの滴下数を求めよ。ただし、小数第二位を四捨五入すること。

計算式

_____　　解答 _____

④ 400mLの輸液を1時間で行う指示が出された。1mL約20滴の輸液セットを用いた場合の1分当たりの滴下数を求めよ。ただし、小数第二位を四捨五入すること。

計算式

_____　　解答 _____

⑤ 500mLの輸液を1時間で行う指示が出された。1mL約20滴の輸液セットを用いた場合の1分当たりの滴下数を求めよ。ただし、小数第二位を四捨五入すること。

計算式

_____　　解答 _____

● 解答は43ページ

点滴の計算問題　20滴/mL編

基礎編2

点滴の計算問題、過去の国家試験問題との類似問題を解いてみましょう。

例題

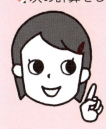

次の計算をしましょう。

500mLの輸液を2時間で行う指示が出された。1mL約20滴の輸液セットを用いた場合の1分当たりの滴下数を求めよ。ただし、小数第二位を四捨五入すること。

（過去問題　第98回）

解説

計算方法 I

文章をよく読んで！！！　『小数第二位を四捨五入すること』とあります。
問題をもう一度、よく読んでみましょう。

- 総輸液量のこと
- 注入時間（時）のこと
- 輸液セット1mLの滴下数のこと

Q　500mLの輸液を2時間で行う指示が出された。1mL約20滴の輸液セットを用いた場合の1分当たりの滴下数を求めよ。ただし、小数第二位を四捨五入すること。

- 1分間の滴下数のこと

では、計算式にあてはめてみましょう。

$$\frac{\text{総輸液量 } 500 \times \text{ 輸液セット1mLの滴下数 } 20}{2 \text{ 注入時間（時）} \times 60\text{（分）}} = 1\text{分間の滴下数}$$

$$\frac{500 \times 20}{2 \times 60} = \frac{250}{3} = 83.33$$

小数第二位を四捨五入。3は切り捨て（11ページ参照）になるので

$$\fallingdotseq 83.3$$

この記号（≒）は、前後が「ほぼ等しい」という意味なんですよ

<u>解答　83.3滴/分</u>

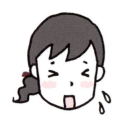

「計算式なんて覚えられな〜い！」

という人は基礎編1の29ページと同じように解いてみましょう。

計算方法 II

教科書などに載っている前ページの計算式を忘れても、❶、❷ができれば大丈夫！！！！

計算式

❶ 輸液量 ÷ 注入時間 ＝ 時間量　← 1時間の注入量を求めます

❷ 時間量 ÷ 3 ＝ 1分間の滴下数　← 20滴/mLのときは❶で求めた値を3で割る

まず、はじめに、

❶時間量に「1時間でどれくらいの量（何mL）入れるのか？」を計算します。

『500mLの輸液を2時間で行う指示が出された』ということは、
2時間に 500mL 入れるということですね。

500 ÷ 2 ＝ 250　なので　1時間に250mL

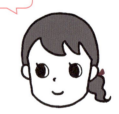

ふむふむ

次に、

❷点滴セットの条件が20滴/mLのときは、❶の結果を3で割ります。

250 ÷ 3 ＝ 83.33333

小数第二位を四捨五入するので、
83.33 ≒ 83.3

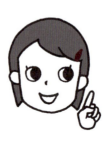

思ったより簡単だったでしょう！大丈夫、大丈夫

……これで終了です！

解答　83.3滴/分

練習問題 以下の計算問題を解いてみましょう！

① 1000mLの輸液を2時間で行う指示が出された。1mL約20滴の輸液セットを用いた場合の1分当たりの滴下数を求めよ。ただし、小数第二位を四捨五入すること。

計算式

_____ 解答 _____

② 1500mLの輸液を10時間で行う指示が出された。1mL約20滴の輸液セットを用いた場合の1分当たりの滴下数を求めよ。ただし、小数第二位を四捨五入すること。

計算式

_____ 解答 _____

③ 1000mLの輸液を5時間で行う指示が出された。1mL約20滴の輸液セットを用いた場合の1分当たりの滴下数を求めよ。ただし、小数第二位を四捨五入すること。

計算式

_____ 解答 _____

④ 3000mLの輸液を10時間で行う指示が出された。1mL約20滴の輸液セットを用いた場合の1分当たりの滴下数を求めよ。ただし、小数第二位を四捨五入すること。

計算式

_____ 解答 _____

⑤ 1500mLの輸液を3時間で行う指示が出された。1mL約20滴の輸液セットを用いた場合の1分当たりの滴下数を求めよ。ただし、小数第二位を四捨五入すること。

計算式

_____ 解答 _____

● 解答は44ページ

点滴の計算問題　20滴/mL編

応用編 1

点滴の計算問題は一緒でも、問題のききかたが違うと混乱しやすいのでもう一度！

例題

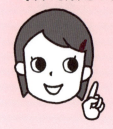

◆次の計算をしましょう。

点滴静脈内注射500mLを2時間で行う。一般用輸液セット（20滴/mL）を使用した場合の滴下数を求めよ。ただし、小数第二位を四捨五入すること。

（過去問題　第100回 [改変]）

解説

計算方法 I

文章をよく読んでみましょう!!!

　　　　　総輸液量のこと　　注入時間（時）のこと　　　　　輸液セット1mLの滴下数のこと

Q　点滴静脈内注射<u>500mL</u>を<u>2時間</u>で行う。一般用輸液セット（<u>20滴/mL</u>）を使用した場合の<u>滴下数</u>を求めよ。ただし、小数第二位を四捨五入すること。

　　　1分間の滴下数のこと

では、計算式にあてはめてみましょう。

$$\frac{\text{総輸液量}\ 500 \times \text{輸液セット1mLの滴下数}\ 20}{2\ \text{注入時間（時）} \times 60(\text{分})} = 1\text{分間の滴下数}$$

$$\frac{\overset{250}{500} \times \overset{1}{20}}{\underset{1}{2} \times \underset{3}{60}} = \frac{250}{3} = 83.33$$

小数第二位で四捨五入すると、3は切り捨てなので

$$\fallingdotseq 83.3$$

<u>解答　83.3滴/分</u>

計算方法 II

基礎編１の29ページと同じように、「時間量÷３」でも解けるよ！

計算式

まず、はじめに、

❶時間量＝「１時間でどれくらいの量（何mL）入れるのか？」を計算します。

『点滴静脈内注射500mLを２時間で行う』ということは、
２時間に　500mL　入れるということですね。

500　÷　2　＝　250　なので、
１時間に250mL

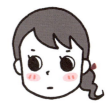

次に、

❷点滴セットの条件が20滴/mLのときは、❶の結果を３で割ります。

250　÷　3　＝　83.33333

小数第二位で四捨五入なので、
83.33　≒　83.3

……これで終了です。

解答　83.3滴/分

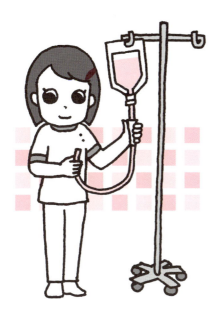

練習問題　以下の計算問題を解いてみましょう！

① 点滴静脈内注射500mLを3時間で行う。一般用輸液セット（20滴/mL）を使用した場合の滴下数を求めよ。ただし小数第二位を四捨五入すること。

計算式

　　　　　　　　　　　　　　　　　　　　　　　　解答

② 点滴静脈内注射1000mLを2時間で行う。一般用輸液セット（20滴/mL）を使用した場合の滴下数を求めよ。ただし小数第二位を四捨五入すること。

計算式

　　　　　　　　　　　　　　　　　　　　　　　　解答

③ 点滴静脈内注射1500mLを3時間で行う。一般用輸液セット（20滴/mL）を使用した場合の滴下数を求めよ。ただし小数第二位を四捨五入すること。

計算式

　　　　　　　　　　　　　　　　　　　　　　　　解答

④ 点滴静脈内注射1000mLを3時間で行う。一般用輸液セット（20滴/mL）を使用した場合の滴下数を求めよ。ただし小数第二位を四捨五入すること。

計算式

　　　　　　　　　　　　　　　　　　　　　　　　解答

⑤ 点滴静脈内注射500mLを4時間で行う。一般用輸液セット（20滴/mL）を使用した場合の滴下数を求めよ。ただし小数第二位を四捨五入すること。

計算式

　　　　　　　　　　　　　　　　　　　　　　　　解答

● 解答は45ページ

点滴の計算問題　20滴/mL編
応用編2

今度は、長めの時間をかけて入れる点滴の計算をしてみましょう。

例題

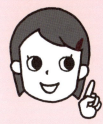

次の計算をしましょう。

点滴静脈内注射600mLを4時間の指示があった。20滴で約1mLの輸液セットを使用した場合、1分間の滴下数を求めよ。

（過去問題　第101回［改変］）

解説

計算方法 I

文章をよく読んでみましょう!!!

- 総輸液量のこと
- 注入時間（時）のこと
- 輸液セット1mLの滴下数のこと

Q　点滴静脈内注射600mLを4時間の指示があった。20滴で約1mLの輸液セットを使用した場合、1分間の滴下数を求めよ。

- 1分間の滴下数が解答

では、計算式にあてはめてみましょう。

$$\frac{\text{総輸液量　600} \times \text{輸液セット1mLの滴下数　20}}{4\ \text{注入時間（時）} \times 60\text{（分）}} = 1\text{分間の滴下数}$$

$$\frac{600 \times 20}{4 \times 60} = 10 \times 5 = 50$$

解答　50滴/分

計算方法 Ⅱ

基礎編1の29ページと同じように、「時間量÷3」でも解けるよ！

計算式

まず、はじめに、

❶時間量＝「1時間でどれくらいの量（何mL）入れるのか？」を計算します。

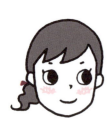

『600mLを4時間の指示』ということは、
4時間に　600mL　入れるということですね。

600 ÷ 4 ＝ 150　なので、1時間に150mL

次に、

❷点滴セットの条件が20滴/mLのときは、❶の結果を3で割ります。

150 ÷ 3 ＝ 50　　　　　　　……これで終了です！

<u>解答　50滴/分</u>

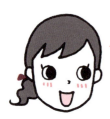

なるほどね

練習問題 以下の計算問題を解いてみましょう！

① 点滴静脈内注射1000mLを4時間の指示があった。20滴で約1mLの輸液セットを使用した場合、1分間の滴下数を求めよ。ただし、小数第二位を四捨五入すること。

計算式

_____ 解答 _____

② 点滴静脈内注射2000mLを4時間の指示があった。20滴で約1mLの輸液セットを使用した場合、1分間の滴下数を求めよ。ただし、小数第二位を四捨五入すること。

計算式

_____ 解答 _____

③ 点滴静脈内注射500mLを5時間の指示があった。20滴で約1mLの輸液セットを使用した場合、1分間の滴下数を求めよ。ただし、小数第二位を四捨五入すること。

計算式

_____ 解答 _____

④ 点滴静脈内注射750mLを5時間の指示があった。20滴で約1mLの輸液セットを使用した場合、1分間の滴下数を求めよ。ただし、小数第二位を四捨五入すること。

計算式

_____ 解答 _____

⑤ 点滴静脈内注射1000mLを5時間の指示があった。20滴で約1mLの輸液セットを使用した場合、1分間の滴下数を求めよ。ただし、小数第二位を四捨五入すること。

計算式

_____ 解答 _____

● 解答は46ページ

点滴の計算問題　20滴/mL編

応用編 3

文章の問い方が変化しているので、慣れるつもりで解いてみましょう。

例題

次の計算をしましょう。

点滴静脈内注射1800mL/日を行う。一般用輸液セット（20滴≒1mL）を使用した場合、滴下数は何滴/分か。

（過去問題　第102回）

解説

計算式

$$\frac{総輸液量 \times 輸液セット1mLの滴下数}{注入時間（時）\times 60（分）} = 1分間の滴下数$$

計算方法 I

文章をよく読んでみましょう！！！

- 総輸液量のこと
- 注入時間（時）のこと
- 輸液セット1mLの滴下数のこと
- 1分間の滴下数のこと

Q　点滴静脈内注射<u>1800mL/日</u>を行う。一般用輸液セット（<u>20滴≒1mL</u>）を使用した場合、滴下数は<u>何滴/分</u>か。

!ポイント
1日の点滴量を計算するので、1日は24時間を使って計算

では、計算式にあてはめてみましょう。

$$\frac{総輸液量\ 1800 \times 輸液セット1mLの滴下数\ 20}{24\ \ 注入時間（時）\times 60（分）} = 1分間の滴下数$$

$$\frac{1800 \times 20^{1}}{24 \times 60_{3}} = \frac{\overset{600}{\cancel{600}}}{24} = 25$$

解答　25滴/分

計算方法 II

基礎編1の29ページと同じように、「時間量÷3」でも解けるよ！

計算式

まず、はじめに、

❶時間量＝「1時間でどれくらいの量（何mL）入れるのか？」を計算します。

『1800mL/日』ということは、
24時間で 1800mL 入れるということですね。

$$1800 \div 24 = 75$$ なので、 1時間に75mL

次に、

❷点滴セットの条件が20滴/mLのときは、❶の結果を3で割ります。

$$75 \div 3 = 25$$

これで終了です。

解答　25滴/分

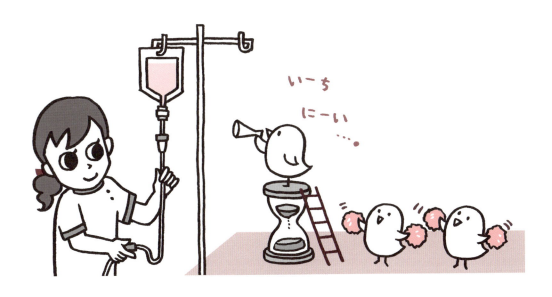

> **練習問題** 以下の計算問題を解いてみましょう！

① 点滴静脈内注射1500mL/日を行う。一般用輸液セット（20滴≒1mL）を使用した場合、滴下数は何滴/分か。ただし、小数第一位を四捨五入すること。

計算式

_____ 解答 _____

② 点滴静脈内注射1600mL/日を行う。一般用輸液セット（20滴≒1mL）を使用した場合、滴下数は何滴/分か。ただし、小数第一位を四捨五入すること。

計算式

_____ 解答 _____

③ 点滴静脈内注射1750mL/日を行う。一般用輸液セット（20滴≒1mL）を使用した場合、滴下数は何滴/分か。ただし、小数第一位を四捨五入すること。

計算式

_____ 解答 _____

④ 点滴静脈内注射2000mL/日を行う。一般用輸液セット（20滴≒1mL）を使用した場合、滴下数は何滴/分か。ただし、小数第一位を四捨五入すること。

計算式

_____ 解答 _____

⑤ 点滴静脈内注射2100mL/日を行う。一般用輸液セット（20滴≒1mL）を使用した場合、滴下数は何滴/分か。ただし、小数第一位を四捨五入すること。

計算式

_____ 解答 _____

● 解答は47ページ

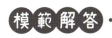

点滴の計算問題　20滴/mL編

基礎編1（30ページ）　　□に数字を入れて計算してみましょう。

① $\dfrac{\text{総輸液量}\ \square\ ×\ \text{滴下数}\ 20}{\text{注入時間}\ \square\ ×\ 60}$　　$\dfrac{120\ ×\ 20^1}{1\ ×\ 60_3} = 40$

解答　40滴/分

② $\dfrac{\text{総輸液量}\ \square\ ×\ \text{滴下数}\ 20}{\text{注入時間}\ \square\ ×\ 60}$　　$\dfrac{200\ ×\ 20^1}{1\ ×\ 60_3} = 66.66 ≒ 66.7$

解答　66.7滴/分

③ $\dfrac{\text{総輸液量}\ \square\ ×\ \text{滴下数}\ 20}{\text{注入時間}\ \square\ ×\ 60}$　　$\dfrac{300\ ×\ 20^1}{1\ ×\ 60_3} = 100$

解答　100滴/分

④ $\dfrac{\text{総輸液量}\ \square\ ×\ \text{滴下数}\ 20}{\text{注入時間}\ \square\ ×\ 60}$　　$\dfrac{400\ ×\ 20^1}{1\ ×\ 60_3} = 133.33 ≒ 133.3$

解答　133.3滴/分

⑤ $\dfrac{\text{総輸液量}\ \square\ ×\ \text{滴下数}\ 20}{\text{注入時間}\ \square\ ×\ 60}$　　$\dfrac{500\ ×\ 20^1}{1\ ×\ 60_3} = 166.66 ≒ 166.7$

解答　166.7滴/分

点滴の計算問題　20滴/mL編

基礎編2（33ページ）　　□に数字を入れて計算してみましょう。

① $\dfrac{\text{総輸液量} \;\square\; \times\; \text{滴下数}\; 20}{\text{注入時間}\;\square\; \times\; 60}$　　$\dfrac{1000 \times 20^{1}}{2 \times 60_{3}} =\; 166.66$
　　　　　　　　　　　　　　　　　　　　　　　　$≒\; 166.7$

　　　　　　　　　　　　　　　　　　　　　解答　166.7滴/分

② $\dfrac{\text{総輸液量} \;\square\; \times\; \text{滴下数}\; 20}{\text{注入時間}\;\square\; \times\; 60}$　　$\dfrac{1500 \times 20^{1}}{10 \times 60_{3}} =\; 50$

　　　　　　　　　　　　　　　　　　　　　解答　50滴/分

③ $\dfrac{\text{総輸液量} \;\square\; \times\; \text{滴下数}\; 20}{\text{注入時間}\;\square\; \times\; 60}$　　$\dfrac{1000 \times 20^{1}}{5 \times 60_{3}} =\; 66.66$
　　　　　　　　　　　　　　　　　　　　　　　　$≒\; 66.7$

　　　　　　　　　　　　　　　　　　　　　解答　66.7滴/分

④ $\dfrac{\text{総輸液量} \;\square\; \times\; \text{滴下数}\; 20}{\text{注入時間}\;\square\; \times\; 60}$　　$\dfrac{3000 \times 20^{1}}{10 \times 60_{3}} =\; 100$

　　　　　　　　　　　　　　　　　　　　　解答　100滴/分

⑤ $\dfrac{\text{総輸液量} \;\square\; \times\; \text{滴下数}\; 20}{\text{注入時間}\;\square\; \times\; 60}$　　$\dfrac{1500 \times 20^{1}}{3 \times 60_{3}} =\; 166.66$
　　　　　　　　　　　　　　　　　　　　　　　　$≒\; 166.7$

　　　　　　　　　　　　　　　　　　　　　解答　166.7滴/分

点滴の計算問題　20滴/mL編

応用編 1（36ページ）　　　□に数字を入れて計算してみましょう。

① $\dfrac{\text{総輸液量} \;\square\; \times\; \text{滴下数}\; 20}{\text{注入時間} \;\square\; \times\; 60}$ 　　　 $\dfrac{500 \times 20^1}{3 \times 60_3} = 55.55 \;\fallingdotseq\; 55.6$

　　　　　　　　　　　　　　　　　　　　　　　解答　55.6滴/分

② $\dfrac{\text{総輸液量} \;\square\; \times\; \text{滴下数}\; 20}{\text{注入時間} \;\square\; \times\; 60}$ 　　　 $\dfrac{1000 \times 20^1}{2 \times 60_3} = 166.66 \;\fallingdotseq\; 166.7$

　　　　　　　　　　　　　　　　　　　　　　　解答　166.7滴/分

③ $\dfrac{\text{総輸液量} \;\square\; \times\; \text{滴下数}\; 20}{\text{注入時間} \;\square\; \times\; 60}$ 　　　 $\dfrac{1500 \times 20^1}{3 \times 60_3} = 166.66 \;\fallingdotseq\; 166.7$

　　　　　　　　　　　　　　　　　　　　　　　解答　166.7滴/分

④ $\dfrac{\text{総輸液量} \;\square\; \times\; \text{滴下数}\; 20}{\text{注入時間} \;\square\; \times\; 60}$ 　　　 $\dfrac{1000 \times 20^1}{3 \times 60_3} = 111.11 \;\fallingdotseq\; 111.1$

　　　　　　　　　　　　　　　　　　　　　　　解答　111.1滴/分

⑤ $\dfrac{\text{総輸液量} \;\square\; \times\; \text{滴下数}\; 20}{\text{注入時間} \;\square\; \times\; 60}$ 　　　 $\dfrac{500 \times 20^1}{4 \times 60_3} = 41.66 \;\fallingdotseq\; 41.7$

　　　　　　　　　　　　　　　　　　　　　　　解答　41.7滴/分

点滴の計算問題　20滴/mL編

応用編2（39ページ）　　　□に数字を入れて計算してみましょう。

① $\dfrac{総輸液量\ \square \times 滴下数\ 20}{注入時間\ \square \times 60}$　　　$\dfrac{1000 \times 20^1}{4 \times 60_3} = 83.33$

$\qquad\qquad\qquad\qquad\qquad\qquad\qquad ≒ 83.3$

解答　83.3滴/分

② $\dfrac{総輸液量\ \square \times 滴下数\ 20}{注入時間\ \square \times 60}$　　　$\dfrac{2000 \times 20^1}{4 \times 60_3} = 166.66$

$\qquad\qquad\qquad\qquad\qquad\qquad\qquad ≒ 166.7$

解答　166.7滴/分

③ $\dfrac{総輸液量\ \square \times 滴下数\ 20}{注入時間\ \square \times 60}$　　　$\dfrac{500 \times 20^1}{5 \times 60_3} = 33.33$

$\qquad\qquad\qquad\qquad\qquad\qquad\qquad ≒ 33.3$

解答　33.3滴/分

④ $\dfrac{総輸液量\ \square \times 滴下数\ 20}{注入時間\ \square \times 60}$　　　$\dfrac{750 \times 20^1}{5 \times 60_3} = 50$

解答　50滴/分

⑤ $\dfrac{総輸液量\ \square \times 滴下数\ 20}{注入時間\ \square \times 60}$　　　$\dfrac{1000 \times 20^1}{5 \times 60_3} = 66.66$

$\qquad\qquad\qquad\qquad\qquad\qquad\qquad ≒ 66.7$

解答　66.7滴/分

点滴の計算問題　20滴/mL編

応用編3（42ページ）　　□に数字を入れて計算してみましょう。

① $\dfrac{\text{総輸液量} \;\square\; \times\; \text{滴下数} \; 20}{\text{注入時間} \;\square\; \times\; 60}$　　$\dfrac{1500 \times 20^1}{24 \times 60_3} = 20.8 \fallingdotseq 21$

解答　21滴/分

② $\dfrac{\text{総輸液量} \;\square\; \times\; \text{滴下数} \; 20}{\text{注入時間} \;\square\; \times\; 60}$　　$\dfrac{1600 \times 20^1}{24 \times 60_3} = 22.2 \fallingdotseq 22$

解答　22滴/分

③ $\dfrac{\text{総輸液量} \;\square\; \times\; \text{滴下数} \; 20}{\text{注入時間} \;\square\; \times\; 60}$　　$\dfrac{1750 \times 20^1}{24 \times 60_3} = 24.3 \fallingdotseq 24$

解答　24滴/分

④ $\dfrac{\text{総輸液量} \;\square\; \times\; \text{滴下数} \; 20}{\text{注入時間} \;\square\; \times\; 60}$　　$\dfrac{2000 \times 20^1}{24 \times 60_3} = 27.7 \fallingdotseq 28$

解答　28滴/分

⑤ $\dfrac{\text{総輸液量} \;\square\; \times\; \text{滴下数} \; 20}{\text{注入時間} \;\square\; \times\; 60}$　　$\dfrac{2100 \times 20^1}{24 \times 60_3} = 29.1 \fallingdotseq 29$

解答　29滴/分

点滴の計算問題 60滴/mL編

基礎編

60滴の計算は簡単！！！ 20滴のように3で割らなくてもいいんだよ。

例題

次の計算をしましょう。

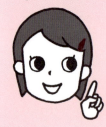

100mLの輸液を1時間で行う指示が出された。1mL約60滴の輸液セットを用いた場合の1分当たりの滴下数を求めよ。ただし、小数第二位を四捨五入すること。

解説

計算式

$$\frac{総輸液量 \times 輸液セット1mLの滴下数}{注入時間(時) \times 60(分)} = 1分間の滴下数$$

計算方法 I

上の計算式に問題の数字を入れてみましょう。

$$\frac{総輸液量\ 100 \times 輸液セット1mLの滴下数\ 60}{1\ 注入時間(時) \times 60(分)} = \frac{100 \times 60}{1 \times 60} = 100$$

解答 100滴/分

教科書などに載っている上の計算式を忘れても、次の❶ができれば大丈夫!!!!
1時間でどれくらいの量（何mL）入れるのかで、1分間の滴下数が計算できます。

計算方法 II

❶ 総輸液量 ÷ 注入時間 ⇒ 1分間の滴下数

点滴セットの条件が60滴/mLのときは、60で約分できるので、

$$\frac{総輸液量 \times 輸液セット1mLの滴下数\ \cancel{60}}{注入時間(時) \times \cancel{60}(分)} = \frac{総輸液量}{注入時間} \Rightarrow 1分間の滴下数$$

総輸液量100mL ÷ 注入時間1時間 = 100 ÷ 1 = 100

解答 100滴/分

練習問題 以下の計算問題を解いてみましょう！

① 60mLの輸液を1時間で行う指示が出された。1mL約60滴の輸液セットを用いた場合の1分当たりの滴下数を求めよ。

計算式

_____ 解答_____

② 120mLの輸液を1時間で行う指示が出された。1mL約60滴の輸液セットを用いた場合の1分当たりの滴下数を求めよ。

計算式

_____ 解答_____

③ 100mLの輸液を2時間で行う指示が出された。1mL約60滴の輸液セットを用いた場合の1分当たりの滴下数を求めよ。

計算式

_____ 解答_____

④ 150mLの輸液を2時間で行う指示が出された。1mL約60滴の輸液セットを用いた場合の1分当たりの滴下数を求めよ。

計算式

_____ 解答_____

⑤ 300mLの輸液を3時間で行う指示が出された。1mL約60滴の輸液セットを用いた場合の1分当たりの滴下数を求めよ。

計算式

_____ 解答_____

● 解答は54ページ

点滴の計算問題　60滴/mL編

応用編 1

同じ問題でも、質問の方法を変えて出題されることがあります。さまざまな文章問題で計算をしてみましょう。

例題

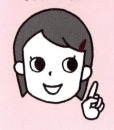

▶次の計算をしましょう。

点滴静脈内注射500mLを2時間で行う。輸液セット（60滴/mL）を使用した場合の1分当たりの滴下数を求めよ。ただし、小数第二位を四捨五入すること。

（過去問題　第100回［改変］）

解説

計算方法

微量用輸液セット、つまり60滴/mLの点滴では1時間に何mL注入するのかを計算するだけ！

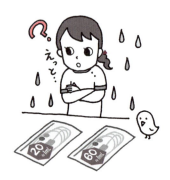

　　総輸液量のこと　　注入時間（時）のこと

『点滴静脈内注射500mLを2時間で行う』

　　総輸液量　÷　注入時間　＝　1時間の輸液量
　　　　　　　　　　　　　⇒　1分間の滴下数

になるので、

　　500　÷　2　＝　250

解答　250滴/分

練習問題 以下の計算問題を解いてみましょう！

① 点滴静脈内注射100mLを2時間で行う。輸液セット（60滴/mL）を使用した場合の1分当たりの滴下数を求めよ。ただし、小数第二位を四捨五入すること。

計算式

解答

② 点滴静脈内注射250mLを12時間で行う。輸液セット（60滴/mL）を使用した場合の1分当たりの滴下数を求めよ。ただし、小数第二位を四捨五入すること。

計算式

解答

③ 点滴静脈内注射1000mLを24時間で行う。輸液セット（60滴/mL）を使用した場合の1分当たりの滴下数を求めよ。ただし、小数第二位を四捨五入すること。

計算式

解答

④ 点滴静脈内注射1500mLを24時間で行う。輸液セット（60滴/mL）を使用した場合の1分当たりの滴下数を求めよ。ただし、小数第二位を四捨五入すること。

計算式

解答

⑤ 点滴静脈内注射200mLを3時間で行う。輸液セット（60滴/mL）を使用した場合の1分当たりの滴下数を求めよ。ただし、小数第二位を四捨五入すること。

計算式

解答

● 解答は55ページ

点滴の計算問題　60滴/mL編

応用編2

ここまできたら、もう少しで点滴の計算は終了。もう1ページ分、解いてみよう。

例題

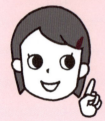

次の計算をしましょう。

点滴静脈内注射600mLを4時間の指示があった。60滴で約1mLの輸液セットを使用した場合、1分間の滴下数を求めよ。ただし、小数第二位を四捨五入すること。

（過去問題　第101回［改変］）

解説

48ページや50ページの例題とは少し質問の仕方が違いますね。でも大丈夫！

　　　『1mL約60滴の輸液セット』　と　『輸液セット（60滴/mL）』

どちらも『60滴で約1mLの輸液セット』と同じことを意味しているんです。

では同じように解いてみましょう。

計算方法

60滴の計算は1時間に何mL注入するのかを計算するだけ！

　　総輸液量のこと　　注入時間(時)のこと

『点滴静脈内注射600mLを4時間の指示があった』

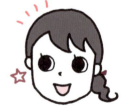

　　総輸液量　÷　注入時間　＝　1時間の輸液量
　　　　　　　　　　　　　　⇒　1分間の滴下数

になるので、

　　600　÷　4　＝　150

解答　150滴/分

練習問題 以下の計算問題を解いてみましょう！

① 点滴静脈内注射500mLを8時間の指示があった。60滴で約1mLの輸液セットを使用した場合、1分間の滴下数を求めよ。ただし、小数第二位を四捨五入すること。

計算式

解答

② 点滴静脈内注射2000mLを24時間の指示があった。60滴で約1mLの輸液セットを使用した場合、1分間の滴下数を求めよ。ただし、小数第二位を四捨五入すること。

計算式

解答

③ 点滴静脈内注射500mLを12時間の指示があった。60滴で約1mLの輸液セットを使用した場合、1分間の滴下数を求めよ。ただし、小数第二位を四捨五入すること。

計算式

解答

④ 点滴静脈内注射750mLを8時間の指示があった。60滴で約1mLの輸液セットを使用した場合、1分間の滴下数を求めよ。ただし、小数第二位を四捨五入すること。

計算式

解答

⑤ 点滴静脈内注射1000mLを12時間の指示があった。60滴で約1mLの輸液セットを使用した場合、1分間の滴下数を求めよ。ただし、小数第二位を四捨五入すること。

計算式

解答

● 解答は55ページ

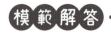

点滴の計算問題　60滴/mL編

基礎編（49ページ）　　□に数字を入れてみよう。

① $\dfrac{総輸液量\ \boxed{\ }\ \times\ 滴下数\ 60}{注入時間\ \boxed{\ }\ \times\ 60} \qquad \dfrac{60 \times 60}{1 \times 60} = 60$

解答　60滴/分

② $\dfrac{総輸液量\ \boxed{\ }\ \times\ 滴下数\ 60}{注入時間\ \boxed{\ }\ \times\ 60} \qquad \dfrac{120 \times 60}{1 \times 60} = 120$

解答　120滴/分

③ $\dfrac{総輸液量\ \boxed{\ }\ \times\ 滴下数\ 60}{注入時間\ \boxed{\ }\ \times\ 60} \qquad \dfrac{100 \times 60}{2 \times 60} = 50$

解答　50滴/分

④ $\dfrac{総輸液量\ \boxed{\ }\ \times\ 滴下数\ 60}{注入時間\ \boxed{\ }\ \times\ 60} \qquad \dfrac{150 \times 60}{2 \times 60} = 75$

解答　75滴/分

⑤ $\dfrac{総輸液量\ \boxed{\ }\ \times\ 滴下数\ 60}{注入時間\ \boxed{\ }\ \times\ 60} \qquad \dfrac{300 \times 60}{3 \times 60} = 100$

解答　100滴/分

点滴の計算問題　60滴/mL編

応用編1（51ページ）　□に数字を入れて計算してみよう。

① $\dfrac{総輸液量}{注入時間} = \dfrac{□}{□}　\dfrac{100}{2} = 50$
　　解答　50滴/分

② $\dfrac{総輸液量}{注入時間} = \dfrac{□}{□}　\dfrac{250}{12} = 20.83 ≒ 20.8$
　　解答　20.8滴/分

③ $\dfrac{総輸液量}{注入時間} = \dfrac{□}{□}　\dfrac{1000}{24} = 41.66 ≒ 41.7$
　　解答　41.7滴/分

④ $\dfrac{総輸液量}{注入時間} = \dfrac{□}{□}　\dfrac{1500}{24} = 62.5$
　　解答　62.5滴/分

⑤ $\dfrac{総輸液量}{注入時間} = \dfrac{□}{□}　\dfrac{200}{3} = 66.66 ≒ 66.7$
　　解答　66.7滴/分

点滴の計算問題　60滴/mL編

応用編2（53ページ）　□に数字を入れて計算してみよう。

① $\dfrac{総輸液量}{注入時間} = \dfrac{□}{□}　\dfrac{500}{8} = 62.5$
　　解答　62.5滴/分

② $\dfrac{総輸液量}{注入時間} = \dfrac{□}{□}　\dfrac{2000}{24} = 83.33 ≒ 83.3$
　　解答　83.3滴/分

③ $\dfrac{総輸液量}{注入時間} = \dfrac{□}{□}　\dfrac{500}{12} = 41.66 ≒ 41.7$
　　解答　41.7滴/分

④ $\dfrac{総輸液量}{注入時間} = \dfrac{□}{□}　\dfrac{750}{8} = 93.75 ≒ 93.8$
　　解答　93.8滴/分

⑤ $\dfrac{総輸液量}{注入時間} = \dfrac{□}{□}　\dfrac{1000}{12} = 83.33 ≒ 83.3$
　　解答　83.3滴/分

Part 2　基礎看護編

点滴の計算問題 輸液ポンプ編

基礎編

輸液ポンプは1時間当たりの量をポンプに設定するので、1時間値を出すのがポイントです。

例題

ここまでくれば、1時間に入れる輸液量の計算方法はわかるよね！！！！！

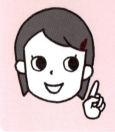

◆次の計算をしましょう。

点滴静脈内注射500mLを3時間の指示があった。輸液ポンプの単位時間当たりの設定量は何mLか［mL/h］。小数第一位は四捨五入せよ。

解説

輸液ポンプの設定は、1時間値を入力するので、1時間の輸液量を計算しよう！

計算式

$$\frac{総輸液量}{注入時間} = 1時間の輸液量（設定量）$$

なので、

『500mLを3時間の指示があった』では、

1時間の輸液量 ⇒ 答えになるので、

500mL ÷ 3 時間 ＝ 166.6 ≒ 167

小数第一位は四捨五入せよ

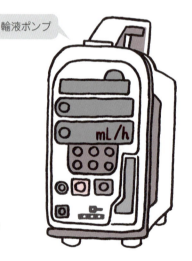

輸液ポンプ

解答　167mL/h

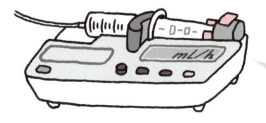

こちらは「シリンジポンプ」で、やはり1時間の値を問われます。どちらが出題されても同じ計算方法をしましょう!!

> 練習問題　以下の計算問題を解いてみましょう！

① 点滴静脈内注射500mLを4時間の指示があった。輸液ポンプの単位時間当たりの設定量は何mLか［mL/h］。小数第一位は四捨五入せよ。

計算式

_____　解答 _____

② 点滴静脈内注射500mLを5時間の指示があった。輸液ポンプの単位時間当たりの設定量は何mLか［mL/h］。小数第一位は四捨五入せよ。

計算式

_____　解答 _____

③ 点滴静脈内注射1500mLを3時間の指示があった。輸液ポンプの単位時間当たりの設定量は何mLか［mL/h］。小数第一位は四捨五入せよ。

計算式

_____　解答 _____

④ 点滴静脈内注射1000mLを4時間の指示があった。輸液ポンプの単位時間当たりの設定量は何mLか［mL/h］。小数第一位は四捨五入せよ。

計算式

_____　解答 _____

⑤ 点滴静脈内注射1000mLを5時間の指示があった。輸液ポンプの単位時間当たりの設定量は何mLか［mL/h］。小数第一位は四捨五入せよ。

計算式

_____　解答 _____

● 解答は60ページ

点滴の計算問題　輸液ポンプ編

応用編

実際、輸液ポンプを使用していると、輸液がなくなるので、交換が必要です。では、準備するときの気持ちになって問題を解いてみましょう。

例題

次の計算をしましょう。

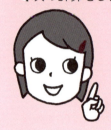

輸液ポンプを50mL/時に設定し、500mLの輸液を午前10時から開始した。終了予定時刻はどれか。

1. 午後2時　　2. 午後4時　　3. 午後6時　　4. 午後8時

（過去問題　第100回）

解説

計算方法

はじめに、輸液が何時間で終了するのか計算します。

> 交換する時間が事前にわかっていると、準備にあわてる必要がなくなります

 『50mL/時に設定し、500mLの輸液』ですので、

輸液量　500mL　÷　1時間の輸液量　50mL　＝　注入時間　10時間

点滴は10時間で終了します。

次に、点滴を開始した時間に❶を足すと終了時間が出ます。

❷　『午前10時から開始した』

午前10時　＋　10時間　＝　20時

点滴は、20時に終了です。
ここで終了ではありません。この選択肢だと答えは12時間表記に直さないといけないので、

❸　20時　＝　20　－　12
　　　　　＝　午後8時

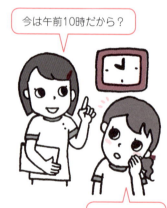

今は午前10時だから？

何時に終わるかな〜？

解答　4. 午後8時

練習問題 以下の計算問題を解いてみましょう！

① 輸液ポンプを100mL/時に設定し、500mLの輸液を午前10時から開始した。終了予定時刻は何時か、12時間表記で答えよ。

計算式

_____ 解答 _____

② 輸液ポンプを100mL/時に設定し、500mLの輸液を午前11時から開始した。終了予定時刻は何時か、12時間表記で答えよ。

計算式

_____ 解答 _____

③ 輸液ポンプを100mL/時に設定し、500mLの輸液を午前0時から開始した。終了予定時刻は何時か、12時間表記で答えよ。

計算式

_____ 解答 _____

④ 輸液ポンプを200mL/時に設定し、500mLの輸液を午前10時から開始した。終了予定時刻は何時か、12時間表記で答えよ。

計算式

_____ 解答 _____

⑤ 輸液ポンプを100mL/時に設定し、1000mLの輸液を22時から開始した。終了予定時刻は何時か、12時間表記で答えよ。

計算式

_____ 解答 _____

● 解答は61ページ

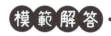

点滴の計算問題　輸液ポンプ編

基礎編（57ページ）　　　□に数字を入れて計算してみよう。

① 1時間の輸液量 = □/□　　$\dfrac{500}{4}$ = 125

　　　　　　　　　　　　　　　　　解答　125 mL/h

② 1時間の輸液量 = □/□　　$\dfrac{500}{5}$ = 100

　　　　　　　　　　　　　　　　　解答　100 mL/h

③ 1時間の輸液量 = □/□　　$\dfrac{1500}{3}$ = 500

　　　　　　　　　　　　　　　　　解答　500 mL/h

④ 1時間の輸液量 = □/□　　$\dfrac{1000}{4}$ = 250

　　　　　　　　　　　　　　　　　解答　250 mL/h

⑤ 1時間の輸液量 = □/□　　$\dfrac{1000}{5}$ = 200

　　　　　　　　　　　　　　　　　解答　200 mL/h

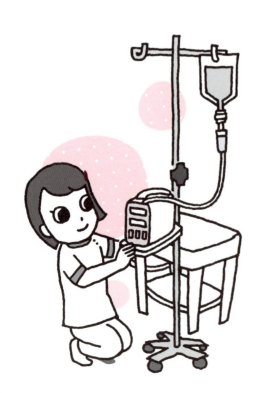

点滴の計算問題　輸液ポンプ編

応用編（59ページ）　　□に数字を入れて計算してみよう。

①
❶点滴の実施時間 = □/□　　❶ $\frac{500}{100}$ = 5

❷終了予定時間 = □ + □　　❷午前10時 + 5 = 15時

❸12時間表記へ = □ − 12　　❸15時 − 12 = 午後3時

　　　　　　　　　　　　　　　解答　午後3時

②
❶点滴の実施時間 = □/□　　❶ $\frac{500}{100}$ = 5

❷終了予定時間 = □ + □　　❷午前11時 + 5 = 16時

❸12時間表記へ = □ − 12　　❸16時 − 12 = 午後4時

　　　　　　　　　　　　　　　解答　午後4時

③
❶点滴の実施時間 = □/□　　❶ $\frac{500}{100}$ = 5

❷終了予定時間 = □ + □　　❷午前0時 + 5 = 5時

　　　　　　　　　　　　　　　解答　午前5時

④
❶点滴の実施時間 = □/□　　❶ $\frac{500}{200}$ = 2.5（2時間30分）

❷終了予定時間 = □ + □　　❷午前10時 + 2.5 = 12時30分

❸12時間表記へ = □ − 12　　❸12時30分 − 12 = 午後0時30分

　　　　　　　　　　　　　　　解答　午後0時30分

⑤
❶点滴の実施時間 = □/□　　❶ $\frac{1000}{100}$ = 10

❷終了予定時間 = □ + □　　❷22時 + 10 = 32時

❸12時間表記へ = □ − 24　　❸32時 − 24 = 午前8時

　　　　　　　　　　　　　　　解答　午前8時

薬液の計算問題　注射薬の濃度編

基礎編1

ひとつひとつ丁寧に問題を解いていくとあっという間にできちゃうよ。

例題
ここからは、ちょっと難しくて尻込みしちゃうかもしれないけど、大丈夫！

◆次の計算をしましょう。

「フロセミド注15mgを静脈内注射」の指示を受けた。注射薬のラベルに「20mg/2mL」と表示されていた。注射量を求めよ。ただし、小数第二位を四捨五入すること。

（過去問題　第103回）

解説

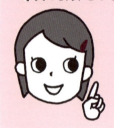

指示書
照林太郎　様
フロセミド15mg
静脈注射
医師名：

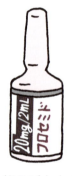

医師の指示は15mgだから、このアンプルを全部入れるわけにはいきません。

慎重に計算しましょう。でも、比例式を使えば大丈夫。ゆっくり計算してみましょう！

計算方法

20ページを見てみよう

比例式を使って計算します。

□mg ： △mL ＝ ○mg ： ◇mL　単位をそろえて!!

計算式

$$20mg : 2mL = 15mg : XmL$$
$$20X = 30$$
$$X = 1.5$$

解答　1.5mL

答えは1.5mLです。では、照林太郎さんに注射をしに行きましょう。

練習問題　以下の計算問題を解いてみましょう！

① 「ラシックス注10mgを静脈内注射」の指示を受けた。注射薬のラベルに「20mg/2mL」と表示されていた。注射量を求めよ。ただし、小数第二位を四捨五入すること。

計算式

_____　解答 _____

② 「ガスター注20mgを静脈内注射」の指示を受けた。注射薬のラベルに「10mg/1mL」と表示されていた。注射量を求めよ。ただし、小数第二位を四捨五入すること。

計算式

_____　解答 _____

③ 「注射薬25mgを静脈内注射」の指示を受けた。注射薬のラベルに「20mg/2mL」と表示されていた。注射量を求めよ。ただし、小数第二位を四捨五入すること。

計算式

_____　解答 _____

④ 「注射薬30mgを静脈内注射」の指示を受けた。注射薬のラベルに「10mg/1mL」と表示されていた。注射量を求めよ。ただし、小数第二位を四捨五入すること。

計算式

_____　解答 _____

⑤ 「フロセミド注35mgを静脈内注射」の指示を受けた。注射薬のラベルに「20mg/2mL」と表示されていた。注射量を求めよ。ただし、小数第二位を四捨五入すること。

計算式

_____　解答 _____

● 解答は72ページ

薬液の計算問題　注射薬の濃度編

応用編 1

ここまで頑張ってきたので、あとは大丈夫。もう少し頑張っていきましょう。

例題
あせらず、ゆっくり問題を解いてみましょう〜。

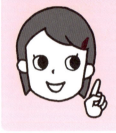

次の計算をしましょう。

250mg/5mLと表記された注射薬を200mg与薬するのに必要な薬液量は何mLか。

（過去問題　96回［改変］）

解説

計算方法

比例式を使って計算します。

□mg ： △mL ＝ ○mg ： ◇mL

単位をそろえて!!

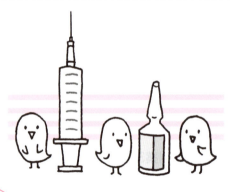

計算式

$$250\text{mg} : 5\text{mL} = 200\text{mg} : X\text{mL}$$
$$250 \times X = 5 \times 200$$
$$250X = 1000$$
$$X = 4$$

解答　4 mL

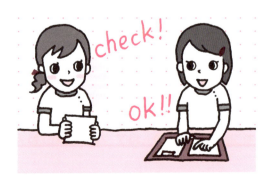

計算が心配なときは、先輩の看護師さんにあっているか確認してもらいましょう。

練習問題　以下の計算問題を解いてみましょう！

① 250mg/5mLと表記された注射薬を50mg与薬するのに必要な薬液量は何mLか。

計算式

_____　解答 _____

② 250mg/5mLと表記された注射薬を100mg与薬するのに必要な薬液量は何mLか。

計算式

_____　解答 _____

③ 250mg/5mLと表記された注射薬を150mg与薬するのに必要な薬液量は何mLか。

計算式

_____　解答 _____

④ 250mg/5mLと表記された注射薬を250mg与薬するのに必要な薬液量は何mLか。

計算式

_____　解答 _____

⑤ 250mg/5mLと表記された注射薬を300mg与薬するのに必要な薬液量は何mLか。

計算式

_____　解答 _____

● 解答は74ページ

薬液の計算問題　注射薬の濃度編

応用編 2

医師からの指示を間違えないで注射できるように、頑張って計算してみよう！

例題

次の計算をしましょう。

A病院ではネオフィリン250mg/1アンプル（10mL）の薬剤を使用している。「ネオフィリン50mg」を投与するように医師から指示があった。何mL投与すればよいか。

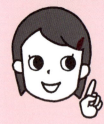

解説

計算方法 I

文章をよく読んで、単位を合わせてみよう！

20～23ページの比例式の問題をもう一度思い出してみましょう！

□mg ： △mL ＝ ○mg ： ◇mL

この施設で使用しているネオフィリンは250mgで10mLなので、以下のように計算します。

計算式

$$250\text{mg} : 10\text{mL} = 50\text{mg} : X\text{mL}$$
$$250X = 500$$
$$X = 500 \div 250$$
$$X = 2$$

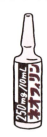

ネオフィリンは医師の書いた指示書に250mg/10mLと表記されるよ

<u>解答　2 mL</u>

計算方法 II

10mLのアンプルのなかに250mgのネオフィリンが含まれているので、

$$250 \text{（mg）} \div 10 \text{（mL）} = 25 \text{（mg/mL）}$$

これは、薬剤1mLに25mgのネオフィリンが含まれている、ということです。

例題ではネオフィリンを50mg投与したいので、

$$50 \text{（mg）} \div 25 \text{（mg/mL）} = 2 \text{（mL）}$$

となります。ゆっくりと考えてみましょう。

<u>解答　2 mL</u>

練習問題　以下の計算問題を解いてみましょう！

① 薬剤に250mg/10mLと表記されていた。75mg投与するように指示があった際の投与量は何mLか。

計算式

_____　**解答** _____

② 薬剤に250mg/10mLと表記されていた。100mg投与するように指示があった際の投与量は何mLか。

計算式

_____　**解答** _____

③ 薬剤に250mg/10mLと表記されていた。150mg投与するように指示があった際の投与量は何mLか。

計算式

_____　**解答** _____

④ 薬剤に250mg/10mLと表記されていた。175mg投与するように指示があった際の投与量は何mLか。

計算式

_____　**解答** _____

⑤ 薬剤に250mg/10mLと表記されていた。200mg投与するように指示があった際の投与量は何mLか。

計算式

_____　**解答** _____

● 解答は75ページ

薬液の計算問題　注射薬の濃度編

応用編 3

むむむむむ〜！！！　問題を読むと難しそうだけど、ここまでくれば今までの応用です。この例題は10年以上前に出題された問題だけど、勉強になるから頑張って！

例題　単位を確認して、問題を解いていこう。必ず解けるようになります。

次の計算をしましょう。

「10％塩酸リドカイン液10mLをブドウ糖液と混合し500mLにして2mg/分で点滴静脈内注射」が処方された。注入速度を求めよ。

（過去問題　第94回［改変］）

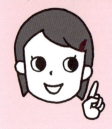

解説

計算方法

❶ 10％の塩酸リドカイン液10mLの中に塩酸リドカインは何mg含まれるかを求める。

❷ 注入速度

□mg ： □mL ＝ □mg ： XmL
　　　　□X ＝ □
　　　　 X ＝ □

!ポイント
1 mL ⇒ 1 g ＝1000mg

一般的に1 mLの水の重さは1 gなので、それを応用してみましょう。

計算式

❶ 10mL×0.1（10％）＝ 1 mL ⇒ 1 g ＝ 1000mg

❷ 1000mg ： 500mL ＝ 2 mg ： XmL
　　　　　 1000X ＝ 1000
　　　　　　　 X ＝ 1

解答　1 mL/分

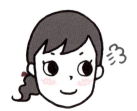

練習問題 以下の計算問題を解いてみましょう！

① 「10％注射薬10mLをブドウ糖液と混合し1000mLにして2mg/分で点滴静脈内注射」が処方された。注入速度を求めよ。

計算式

_____ 解答 _____

② 「10％注射薬10mLをブドウ糖液と混合し1500mLにして2mg/分で点滴静脈内注射」が処方された。注入速度を求めよ。

計算式

_____ 解答 _____

③ 「10％注射薬10mLをブドウ糖液と混合し2000mLにして2mg/分で点滴静脈内注射」が処方された。注入速度を求めよ。

計算式

_____ 解答 _____

④ 「20％注射薬100mLをブドウ糖液と混合し500mLにして4mg/分で点滴静脈内注射」が処方された。注入速度を求めよ。

計算式

_____ 解答 _____

⑤ 「30％注射薬100mLをブドウ糖液と混合し500mLにして6mg/分で点滴静脈内注射」が処方された。注入速度を求めよ。

計算式

_____ 解答 _____

● 解答は76〜77ページ

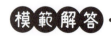

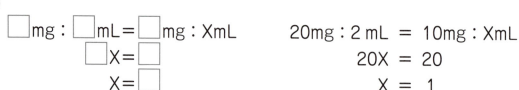

基礎編1（63ページ）　　　□に数字を入れて計算してみよう。

①
□mg : □mL = □mg : XmL
□X = □
X = □

20mg : 2 mL = 10mg : XmL
20X = 20
X = 1

解答　1 mL

②
□mg : □mL = □mg : XmL
□X = □
X = □

10mg : 1 mL = 20mg : XmL
10X = 20
X = 2

解答　2 mL

③
□mg : □mL = □mg : XmL
□X = □
X = □

20mg : 2 mL = 25mg : XmL
20X = 50
X = 2.5

解答　2.5mL

④
□mg : □mL = □mg : XmL
□X = □
X = □

10mg : 1 mL = 30mg : XmL
10X = 30
X = 3

解答　3 mL

⑤
□mg : □mL = □mg : XmL
□X = □
X = □

20mg : 2 mL = 35mg : XmL
20X = 70
X = 3.5

解答　3.5mL

薬液の計算問題　注射液の濃度編

基礎編 2（65ページ）　　□に数字を入れて計算してみよう。

①
□mg : □mL = □mg : XmL　　　20mg : 2 mL = 20mg : XmL
　　□X = □　　　　　　　　　　　　20X = 40
　　　X = □　　　　　　　　　　　　 X = 2

　　　　　　　　　　　　　　　　　　　　解答　2 mL

②
□mg : □mL = □mg : XmL　　　30mg : 3 mL = 10mg : XmL
　　□X = □　　　　　　　　　　　　30X = 30
　　　X = □　　　　　　　　　　　　 X = 1

　　　　　　　　　　　　　　　　　　　　解答　1 mL

③
□mg : □mL = □mg : XmL　　　30mg : 3 mL = 25mg : XmL
　　□X = □　　　　　　　　　　　　30X = 75
　　　X = □　　　　　　　　　　　　 X = 2.5

　　　　　　　　　　　　　　　　　　　　解答　2.5mL

④
□mg : □mL = □mg : XmL　　　100mg : 10 mL = 30mg : XmL
　　□X = □　　　　　　　　　　　　100X = 300
　　　X = □　　　　　　　　　　　　 X = 3

　　　　　　　　　　　　　　　　　　　　解答　3 mL

⑤
□mg : □mL = □mg : XmL　　　100mg : 10 mL = 35mg : XmL
　　□X = □　　　　　　　　　　　　100X = 350
　　　X = □　　　　　　　　　　　　 X = 3.5

　　　　　　　　　　　　　　　　　　　　解答　3.5mL

Part 2　基礎看護編

薬液の計算問題　注射液の濃度編

応用編1（67ページ）　　□に数字を入れて計算してみよう。

①

□mg : □mL = □mg : XmL　　　250mg : 5 mL = 50mg : XmL
　　　□X = □　　　　　　　　　　　　250X = 250
　　　 X = □　　　　　　　　　　　　　 X = 1

　　　　　　　　　　　　　　　　　　　　　　　解答　1 mL

②

□mg : □mL = □mg : XmL　　　250mg : 5 mL = 100mg : XmL
　　　□X = □　　　　　　　　　　　　250X = 500
　　　 X = □　　　　　　　　　　　　　 X = 2

　　　　　　　　　　　　　　　　　　　　　　　解答　2 mL

③

□mg : □mL = □mg : XmL　　　250mg : 5 mL = 150mg : XmL
　　　□X = □　　　　　　　　　　　　250X = 750
　　　 X = □　　　　　　　　　　　　　 X = 3

　　　　　　　　　　　　　　　　　　　　　　　解答　3 mL

④

□mg : □mL = □mg : XmL　　　250mg : 5 mL = 250mg : XmL
　　　□X = □　　　　　　　　　　　　250X = 1250
　　　 X = □　　　　　　　　　　　　　 X = 5

　　　　　　　　　　　　　　　　　　　　　　　解答　5 mL

⑤

□mg : □mL = □mg : XmL　　　250mg : 5 mL = 300mg : XmL
　　　□X = □　　　　　　　　　　　　250X = 1500
　　　 X = □　　　　　　　　　　　　　 X = 6

　　　　　　　　　　　　　　　　　　　　　　　解答　6 mL

薬液の計算問題　注射液の濃度編

応用編2（69ページ）　　　☐に数字を入れて計算してみよう。

①
☐mg：☐mL＝☐mg：XmL　　　250mg：10mL ＝ 75mg：XmL
　　　☐X＝☐　　　　　　　　　　　　250X ＝ 750
　　　X＝☐　　　　　　　　　　　　　　X ＝ 3

<u>　解答　3 mL</u>

②
☐mg：☐mL＝☐mg：XmL　　　250mg：10mL ＝ 100mg：XmL
　　　☐X＝☐　　　　　　　　　　　　250X ＝ 1000
　　　X＝☐　　　　　　　　　　　　　　X ＝ 4

<u>　解答　4 mL</u>

③
☐mg：☐mL＝☐mg：XmL　　　250mg：10mL ＝ 150mg：XmL
　　　☐X＝☐　　　　　　　　　　　　250X ＝ 1500
　　　X＝☐　　　　　　　　　　　　　　X ＝ 6

<u>　解答　6 mL</u>

④
☐mg：☐mL＝☐mg：XmL　　　250mg：10mL ＝ 175mg：XmL
　　　☐X＝☐　　　　　　　　　　　　250X ＝ 1750
　　　X＝☐　　　　　　　　　　　　　　X ＝ 7

<u>　解答　7 mL</u>

⑤
☐mg：☐mL＝☐mg：XmL　　　250mg：10mL ＝ 200mg：XmL
　　　☐X＝☐　　　　　　　　　　　　250X ＝ 2000
　　　X＝☐　　　　　　　　　　　　　　X ＝ 8

<u>　解答　8 mL</u>

Part 2　基礎看護編

薬液の計算問題　注射液の濃度編

応用編3（71ページ）　　　□に数字を入れて計算してみよう。

①

❶ □mL × □ = □mL
　 □mL ⇒ □g = □mg
　（□mL中に□mgの薬剤）

❷ □mg：□mL = □mg：XmL
　　　　□X = □
　　　　 X = □

❶ 10mL × 0.1 = 1mL
　 1mL ⇒ 1g = 1000mg
　（1000mL中に1000mgの薬剤）

❷ 1000mg：1000mL = 2mg：XmL
　　　　1000X = 2000
　　　　　　X = 2

　　　　　　　解答　2mL/分

②

❶ □mL × □ = □mL
　 □mL ⇒ □g = □mg
　（□mL中に□mgの薬剤）

❷ □mg：□mL = □mg：XmL
　　　　□X = □
　　　　 X = □

❶ 10mL × 0.1 = 1mL
　 1mL ⇒ 1g = 1000mg
　（1500mL中に1000mgの薬剤）

❷ 1000mg：1500mL = 2mg：XmL
　　　　1000X = 3000
　　　　　　X = 3

　　　　　　　解答　3mL/分

③

❶ □mL × □ = □mL
　 □mL ⇒ □g = □mg
　（□mL中に□mgの薬剤）

❷ □mg：□mL = □mg：XmL
　　　　□X = □
　　　　 X = □

❶ 10mL × 0.1 = 1mL
　 1mL ⇒ 1g = 1000mg
　（2000mL中に1000mgの薬剤）

❷ 1000mg：2000mL = 2mg：XmL
　　　　1000X = 4000
　　　　　　X = 4

　　　　　　　解答　4mL/分

④

❶ ☐mL × ☐ = ☐mL
　☐mL ⇒ ☐g = ☐mg
　(☐mL中に☐mgの薬剤)

❷ ☐mg : ☐mL = ☐mg : XmL
　　　☐X = ☐
　　　X = ☐

❶ 100mL × 0.2 = 20mL
　20mL ⇒ 20g = 20000mg
　(500mL中に20000mgの薬剤)

❷ 20000mg : 500mL = 4mg : XmL
　　　20000X = 2000
　　　X = 0.1
　　　解答　0.1mL/分

⑤

❶ ☐mL × ☐ = ☐mL
　☐mL ⇒ ☐g = ☐mg
　(☐mL中に☐mgの薬剤)

❷ ☐mg : ☐mL = ☐mg : XmL
　　　☐X = ☐
　　　X = ☐

❶ 100mL × 0.3 = 30mL
　30mL ⇒ 30g = 30000mg
　(500mL中に30000mgの薬剤)

❷ 30000mg : 500mL = 6mg : XmL
　　　30000X = 3000
　　　X = 0.1
　　　解答　0.1mL/分

Part 2　基礎看護編

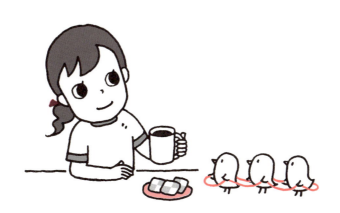

薬液の計算問題 希釈液編

基礎編

皆さんが悩む問題ですよね～。解けるようにしますので、一緒に解いていきましょう。

例題

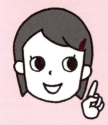

◆次の計算をしましょう。

5％グルコン酸クロルヘキシジンを用いて0.2％希釈液2000mLをつくるのに必要な薬液量を求めよ。

（過去問題　第104回）

解説

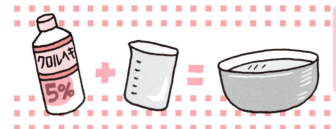

希釈液ってなあに？
濃い液体を水など（蒸留水や生理食塩水など）で薄めた液体のことです。

計算方法

❶ 5％のグルコン酸クロルヘキシジンが0.2％の希釈液になるので、グルコン酸クロルヘキシジンを何倍に薄めるか？　はじめに計算します。

　　　5 ÷ 0.2 ＝ 25倍　　（5％を25倍に薄めると0.2％になります）

次に、

❷ 薬液量がわからないので　XmL

　　25 X ＝ 2000
　　　 X ＝ 80　　　　　　　　　　　　　　　　　　解答　80mL

1回では計算ができないので、**2回に分けて考える**のがポイントです。

練習問題　以下の計算問題を解いてみましょう！

① 5％グルコン酸クロルヘキシジンを用いて0.2％希釈液1000mLをつくるのに必要な薬液量は何mLですか？

計算式

_____　解答 _____

② 5％グルコン酸クロルヘキシジンを用いて0.2％希釈液3000mLをつくるのに必要な薬液量は何mLですか？

計算式

_____　解答 _____

③ 5％グルコン酸クロルヘキシジンを用いて0.2％希釈液4000mLをつくるのに必要な薬液量は何mLですか？

計算式

_____　解答 _____

④ 5％グルコン酸クロルヘキシジンを用いて0.2％希釈液5000mLをつくるのに必要な薬液量は何mLですか？

計算式

_____　解答 _____

⑤ 5％グルコン酸クロルヘキシジンを用いて0.2％希釈液6000mLをつくるのに必要な薬液量は何mLですか？

計算式

_____　解答 _____

● 解答は81〜82ページ

薬液の計算問題 希釈液編

応用編

たくさん計算して、問題に慣れておこう。

練習問題　以下の計算問題を解いてみましょう！

① 5％グルコン酸クロルヘキシジンを用いて0.5％希釈液1000mLをつくるのに必要な薬液量は何mLですか？

計算式

_____　解答 _____

② 5％グルコン酸クロルヘキシジンを用いて1.0％希釈液2000mLをつくるのに必要な薬液量は何mLですか？

計算式

_____　解答 _____

③ 5％グルコン酸クロルヘキシジンを用いて0.25％希釈液3000mLをつくるのに必要な薬液量は何mLですか？

計算式

_____　解答 _____

④ 5％グルコン酸クロルヘキシジンを用いて2.0％希釈液4000mLをつくるのに必要な薬液量は何mLですか？

計算式

_____　解答 _____

⑤ 5％グルコン酸クロルヘキシジンを用いて2.5％希釈液5000mLをつくるのに必要な薬液量は何mLですか？

計算式

_____　解答 _____

● 解答は82〜83ページ

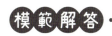

薬液の計算問題　希釈液編

基礎編（79ページ）　　□や○に数字を入れて計算してみよう。

①
- ❶ □％ が ○％になる。
  □ ÷ ○ = □倍
  (□％を□倍に薄めると○％になる。薬液量がわからないので XmL)
- ❷ □ X = □ （最終的な量）
  X =

- ❶ 5％ → 0.2％
  $\frac{5}{0.2}$ = 25倍
- ❷ 25X = 1000mL
  X = 40
  解答　40mL

②
- ❶ □％ が ○％になる。
  □ ÷ ○ = □倍
  (□％を□倍に薄めると○％になる。薬液量がわからないので XmL)
- ❷ □ X = □ （最終的な量）
  X =

- ❶ 5％ → 0.2％
  $\frac{5}{0.2}$ = 25倍
- ❷ 25X = 3000mL
  X = 120
  解答　120mL

③
- ❶ □％ が ○％になる。
  □ ÷ ○ = □倍
  (□％を□倍に薄めると○％になる。薬液量がわからないので XmL)
- ❷ □ X = □ （最終的な量）
  X =

- ❶ 5％ → 0.2％
  $\frac{5}{0.2}$ = 25倍
- ❷ 25X = 4000mL
  X = 160
  解答　160mL

④
- ❶ □％ が ○％になる。
  □ ÷ ○ = □倍
  (□％を□倍に薄めると○％になる。薬液量がわからないので XmL)
- ❷ □ X = □ （最終的な量）
  X =

- ❶ 5％ → 0.2％
  $\frac{5}{0.2}$ = 25倍
- ❷ 25X = 5000mL
  X = 200
  解答　200mL

⑤
❶ □% が ○%になる。
　□ ÷ ○ = □倍
　(□%を□倍に薄めると○%になる。薬液量がわからないので　X mL)
❷ □ X = □ （最終的な量）
　X =

❶ 5% → 0.2%
　$\frac{5}{0.2}$ = 25倍

❷ 25X = 6000mL
　X = 240
　解答　240mL

薬液の計算問題　希釈液編

応用編　（80ページ）　　□や○に数字を入れて計算してみよう。

①
❶ □% が ○%になる。
　□ ÷ ○ = □倍
　(□%を□倍に薄めると○%になる。薬液量がわからないので　X mL)
❷ □ X = □ （最終的な量）
　X =

❶ 5% → 0.5%
　$\frac{5}{0.5}$ = 10倍

❷ 10X = 1000mL
　X = 100
　解答　100mL

②
❶ □% が ○%になる。
　□ ÷ ○ = □倍
　(□%を□倍に薄めると○%になる。薬液量がわからないので　X mL)
❷ □ X = □ （最終的な量）
　X =

❶ 5% → 1.0%
　$\frac{5}{1.0}$ = 5倍

❷ 5X = 2000mL
　X = 400
　解答　400mL

③
❶ □% が ○%になる。
　□ ÷ ○ = □倍
　(□%を□倍に薄めると○%になる。薬液量がわからないので　X mL)
❷ □ X = □ （最終的な量）
　X =

❶ 5% → 0.25%
　$\frac{5}{0.25}$ = 20倍

❷ 20X = 3000mL
　X = 150
　解答　150mL

④
- ① □% が ○%になる。　　　① 5% → 2.0%
  □ ÷ ○ = □倍　　　　　　$\dfrac{5}{2.0}$ = 2.5倍
  (□%を□倍に薄めると○%になる。薬液量がわからないので　X mL)
- ② □ X = □ (最終的な量)　　② 2.5X = 4000mL
  　X =　　　　　　　　　　　　X = 1600
  　　　　　　　　　　　　　　　　解答　1600mL

⑤
- ① □% が ○%になる。　　　① 5% → 2.5%
  □ ÷ ○ = □倍　　　　　　$\dfrac{5}{2.5}$ = 2倍
  (□%を□倍に薄めると○%になる。薬液量がわからないので　X mL)
- ② □ X = □ (最終的な量)　　② 2X = 5000mL
  　X =　　　　　　　　　　　　X = 2500
  　　　　　　　　　　　　　　　　解答　2500mL

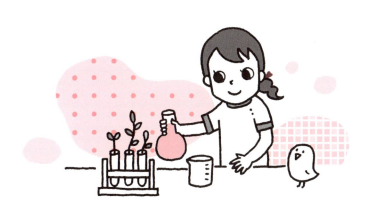

酸素ボンベの計算問題

基礎編1（残量計算）

酸素の計算。大変そうだけど、患者さんにとっては命にかかわる大切なことです。皆さんが正しく計算して、患者さんにやさしい看護をしましょう！

> **例題** いままでの比例式と同じように考えてチャレンジしてみよう。
>
> 次の計算をしましょう。
>
> 150kgf/cm² 500L酸素ボンベの内圧計が30kgf/cm²を示している。残量を求めなさい。
>
> （過去問題 第100回［改変］）

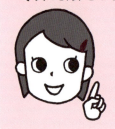

解説

ボンベの残量が少ないボンベで移動して、酸素がなくなったら、患者さんは酸素不足で、息切れがしてしまいます。そのようなことがないように、酸素の計算を覚えましょう。患者さんに負担がかからないように準備できる看護師になるために、ここで頑張ってみましょう。

では、酸素の残量を求める計算を覚えましょう。

計算式

$$\frac{ボンベ全体の体積（L） \times 圧力計の指針（残圧、kgf/cm^2）}{ボンベの充填圧（150kgf/cm^2）} = ボンベ内の酸素の残量$$

（重量キログラム毎平方センチメートル）

計算式覚えるのが大変〜！！

そこで、

『150kgf/cm² 500L酸素ボンベの内圧計が30 kgf/cm²を示している。残量を求めなさい』

残量がわからないのでＸとして、比例式で求めます。

計算方法

充填圧□kgf/cm²：ボンベ全体の体積○ L ＝ 残圧 △kgf/cm²：残量 ＸL

$$□X = ○ \times △$$
$$X = ○△ \div □$$

150kgf/cm²：500 L ＝ 30kgf/cm²：Ｘ L

150X ＝ 15000

X ＝ 100   解答　100 L

練習問題　以下の計算問題を解いてみましょう！

① 150kgf/cm² 500L酸素ボンベの内圧計が60 kgf/cm²を示している。残量を求めなさい。

計算式

_____　解答_____

② 150kgf/cm² 500L酸素ボンベの内圧計が90 kgf/cm²を示している。残量を求めなさい。

計算式

_____　解答_____

③ 150kgf/cm² 500L酸素ボンベの内圧計が120kgf/cm²を示している。残量を求めなさい。

計算式

_____　解答_____

④ 150kgf/cm² 500L酸素ボンベの内圧計が45kgf/cm²を示している。残量を求めなさい。

計算式

_____　解答_____

⑤ 150kgf/cm² 500L酸素ボンベの内圧計が105kgf/cm²を示している。残量を求めなさい。

計算式

_____　解答_____

● 解答は91ページ

酸素ボンベの計算問題
基礎編2（使用可能時間）

この計算方法を行いながら、酸素ボンベを使用できる時間も計算してみましょう。

> **例題** このページまでの計算ができたら、あとは簡単です。
>
>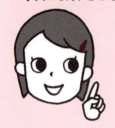
> 次の計算をしましょう。
>
> $150 kgf/cm^2$ 500L酸素ボンベの内圧計が$90 kgf/cm^2$を示している。この酸素ボンベを用いて2L/分で酸素吸入を行うことになった。使用可能な時間を求めなさい。
>
> （過去問題　第100回［改変］）

計算方法

❶ まずは、残量を計算しましょう。

充填圧□kgf/cm^2：ボンベ全体の体積○L　＝　残圧　△kgf/cm^2：残量　XL
　　　　　　　　　　　□X　＝　○ × △
　　　　　　　　　　　　X　＝　残量（L）

> なんとなく
> わかってきましたか

❷ 残量（L） ÷ 酸素の消費量◇L/分　＝　使用可能時間（分）

計算式

❶ $150 kgf/cm^2$：500 L ＝ $90 kgf/cm^2$：X L

　　　　　150X　＝　45000
　　　　　　X　＝　300

❷ 300 ÷ 2 ＝ 150

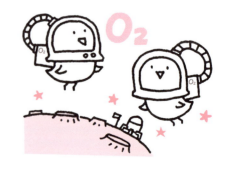

解答　150分

練習問題 以下の計算問題を解いてみましょう！

① 150kgf/cm² 500L酸素ボンベの内圧計が60 kgf/cm²を示している。この酸素ボンベを用いて2L/分で酸素吸入を行うことになった。使用可能な時間を求めなさい。

計算式

_____　解答

② 150kgf/cm² 500L酸素ボンベの内圧計が45 kgf/cm²を示している。この酸素ボンベを用いて2L/分で酸素吸入を行うことになった。使用可能な時間を求めなさい。

計算式

_____　解答

③ 150kgf/cm² 500L酸素ボンベの内圧計が120kgf/cm²を示している。この酸素ボンベを用いて2L/分で酸素吸入を行うことになった。使用可能な時間を求めなさい。

計算式

_____　解答

④ 150kgf/cm² 500L酸素ボンベの内圧計が15kgf/cm²を示している。この酸素ボンベを用いて2L/分で酸素吸入を行うことになった。使用可能な時間を求めなさい。

計算式

_____　解答

⑤ 150kgf/cm² 500L酸素ボンベの内圧計が30kgf/cm²を示している。この酸素ボンベを用いて2L/分で酸素吸入を行うことになった。使用可能な時間を求めなさい。

計算式

_____　解答

● 解答は92ページ

酸素ボンベの計算問題
応用編 （使用可能時間）

基礎編より難しく感じるかもしれないけど、書き方が違うだけ。トライしてみよう！！！！！

> **例題** ここまでの計算ができたら、あとは簡単です。
>
> ◆次の計算をしましょう。
>
>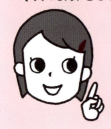
>
> 酸素を3L/分で吸入している患者。移送時に使用する500L酸素ボンベ（14.7MPa充填）の内圧計は4.4MPaを示している。使用可能時間（分）を求めよ。ただし、小数点以下の数値が得られた場合には、小数第一位を四捨五入すること。　　　　（過去問題　第102回）

> **解説** 　　　　　　　　　　　　　　　　　　　　　　　　メガパスカル
>
> 見慣れない単位ですが、14.7MPa＝150kgf/cm²です。kgf/cm²の単位がMPaとなっただけです。また、割り切れない数が出てきても、四捨五入ができれば大丈夫！！！

計算方法

❶ 充填圧□MPa：ボンベ全体の体積〇L ＝ 残圧　△MPa：残量　XL
　　　　　　　　　　　□X ＝ 〇 × △
　　　　　　　　　　　X ＝ 残量（L）

❷ 残量（L） ÷ 酸素の消費量◇L/分 ＝ 使用可能時間（分）

計算式

❶ 14.7 MPa　：500 L ＝ 4.4 MPa　：X L

　　　　　　　14.7X ＝ 2200

　　　X ＝ 149.6

❷ 149.6 ÷ 3 ＝ 49.9 ⇒ 四捨五入 ⇒ 50　　　解答　50分

（実際の臨床では「切り捨て」で考えるよ！94ページを見てみよう）

練習問題 以下の計算問題を解いてみましょう！

① 酸素を3L/分で吸入している患者。移送時に使用する500L酸素ボンベ（14.7MPa充填）の内圧計は2.2MPaを示している。使用可能時間（分）を求めよ。ただし、小数点以下の数値が得られた場合には、小数第一位を四捨五入すること。

計算式

_____ 解答 _____

② 酸素を2L/分で吸入している患者。移送時に使用する500L酸素ボンベ（14.7MPa充填）の内圧計は2.2MPaを示している。使用可能時間（分）を求めよ。ただし、小数点以下の数値が得られた場合には、小数第一位を四捨五入すること。

計算式

_____ 解答 _____

③ 酸素を2L/分で吸入している患者。移送時に使用する500L酸素ボンベ（14.7MPa充填）の内圧計は4.4MPaを示している。使用可能時間（分）を求めよ。ただし、小数点以下の数値が得られた場合には、小数第一位を四捨五入すること。

計算式

_____ 解答 _____

④ 酸素を5L/分で吸入している患者。移送時に使用する500L酸素ボンベ（14.7MPa充填）の内圧計は4.4MPaを示している。使用可能時間（分）を求めよ。ただし、小数点以下の数値が得られた場合には、小数第一位を四捨五入すること。

計算式

_____ 解答 _____

⑤ 酸素を6L/分で吸入している患者。移送時に使用する500L酸素ボンベ（14.7MPa充填）の内圧計は2.2MPaを示している。使用可能時間（分）を求めよ。ただし、小数点以下の数値が得られた場合には、小数第一位を四捨五入すること。

計算式

_____ 解答 _____

● 解答は93ページ

酸素ボンベの計算問題
総合問題 （使用可能時間）

いままでの問題の復習です。ゆっくり解いてみましょう。

練習問題　以下の計算問題を解いてみましょう！

① 150kgf/cm² 500L酸素ボンベの内圧計が90 kgf/cm²を示している。この酸素ボンベを用いて3L/分で酸素吸入を行うことになった。使用可能な時間は何分か。

計算式

_____　　解答 _____

② 150kgf/cm² 500L酸素ボンベの内圧計が120 kgf/cm²を示している。この酸素ボンベを用いて4L/分で酸素吸入を行うことになった。使用可能な時間は何分か。

計算式

_____　　解答 _____

③ 14.7Mpa 500L酸素ボンベの内圧計が5 MPaを示している。この酸素ボンベを用いて3L/分で酸素吸入を行うことになった。使用可能な時間は何分か。ただし、小数第一位を四捨五入すること。

計算式

_____　　解答 _____

④ 14.7Mpa 500L酸素ボンベの内圧計が10MPaを示している。この酸素ボンベを用いて4L/分で酸素吸入を行うことになった。使用可能な時間は何分か。ただし、小数第一位を四捨五入すること。

計算式

_____　　解答 _____

● 解答は94ページ

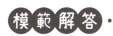

酸素ボンベの計算問題

基礎編1（85ページ）　　□に数字を入れて計算してみよう。

①
□ kgf/cm² ： □ L ＝ □ kgf/cm² ： XL　　　150：500 ＝ 60：X
　　　　　　　□ X ＝ □　　　　　　　　　　　150 X ＝ 30000
　　　　　　　　X ＝　　　　　　　　　　　　　　　X ＝ 200
　　　　　　　　　　　　　　　　　　　　　　　　解答　200L

②
□ kgf/cm² ： □ L ＝ □ kgf/cm² ： XL　　　150：500 ＝ 90：X
　　　　　　　□ X ＝ □　　　　　　　　　　　150 X ＝ 45000
　　　　　　　　X ＝　　　　　　　　　　　　　　　X ＝ 300
　　　　　　　　　　　　　　　　　　　　　　　　解答　300L

③
□ kgf/cm² ： □ L ＝ □ kgf/cm² ： XL　　　150：500 ＝ 120：X
　　　　　　　□ X ＝ □　　　　　　　　　　　150 X ＝ 60000
　　　　　　　　X ＝　　　　　　　　　　　　　　　X ＝ 400
　　　　　　　　　　　　　　　　　　　　　　　　解答　400L

④
□ kgf/cm² ： □ L ＝ □ kgf/cm² ： XL　　　150：500 ＝ 45：X
　　　　　　　□ X ＝ □　　　　　　　　　　　150 X ＝ 22500
　　　　　　　　X ＝　　　　　　　　　　　　　　　X ＝ 150
　　　　　　　　　　　　　　　　　　　　　　　　解答　150L

⑤
□ kgf/cm² ： □ L ＝ □ kgf/cm² ： XL　　　150：500 ＝ 105：X
　　　　　　　□ X ＝ □　　　　　　　　　　　150 X ＝ 52500
　　　　　　　　X ＝　　　　　　　　　　　　　　　X ＝ 350
　　　　　　　　　　　　　　　　　　　　　　　　解答　350L

酸素ボンベの計算問題

基礎編2（87ページ）　　□に数字を入れて計算してみよう。

①
① □ kgf/cm² : □ L = □ kgf/cm² : XL
　　　　□ X = □
　　　　　X = □

② □ ÷ □ L/分 =

❶ 150 : 500 = 60 : X
　　150 X = 30000
　　　　X = 200

❷ 200 ÷ 2 = 100
　　解答　100分

②
① □ kgf/cm² : □ L = □ kgf/cm² : XL
　　　　□ X = □
　　　　　X = □

② □ ÷ □ L/分 =

❶ 150 : 500 = 45 : X
　　150 X = 22500
　　　　X = 150

❷ 150 ÷ 2 = 75
　　解答　75分

③
① □ kgf/cm² : □ L = □ kgf/cm² : XL
　　　　□ X = □
　　　　　X = □

② □ ÷ □ L/分 =

❶ 150 : 500 = 120 : X
　　150 X = 60000
　　　　X = 400

❷ 400 ÷ 2 = 200
　　解答　200分

④
① □ kgf/cm² : □ L = □ kgf/cm² : XL
　　　　□ X = □
　　　　　X = □

② □ ÷ □ L/分 =

❶ 150 : 500 = 15 : X
　　150 X = 7500
　　　　X = 50

❷ 50 ÷ 2 = 25
　　解答　25分

⑤
① □ kgf/cm² : □ L = □ kgf/cm² : XL
　　　　□ X = □
　　　　　X = □

② □ ÷ □ L/分 =

❶ 150 : 500 = 30 : X
　　150 X = 15000
　　　　X = 100

❷ 100 ÷ 2 = 50
　　解答　50分

酸素ボンベの計算問題

応用編 （89ページ）　　☐に数字を入れて計算してみよう。

①
- ❶ ☐MPa : ☐L = ☐MPa : XL
  ☐X = ☐
  X = ☐
- ❷ ☐ ÷ ☐ L/分 =

❶ 14.7 : 500 = 2.2 : X
　　14.7 X = 1100
　　　　X = 74.8

❷ 74.8 ÷ 3 = 24.9 ≒ 25
　　解答　25分

②
- ❶ ☐MPa : ☐L = ☐MPa : XL
  ☐X = ☐
  X = ☐
- ❷ ☐ ÷ ☐ L/分 =

❶ 14.7 : 500 = 2.2 : X
　　14.7 X = 1100
　　　　X = 74.8

❷ 74.8 ÷ 2 = 37.4 ≒ 37
　　解答　37分

③
- ❶ ☐MPa : ☐L = ☐MPa : XL
  ☐X = ☐
  X = ☐
- ❷ ☐ ÷ ☐ L/分 =

❶ 14.7 : 500 = 4.4 : X
　　14.7 X = 2200
　　　　X = 149.6

❷ 149.6 ÷ 2 = 74.8 ≒ 75
　　解答　75分

④
- ❶ ☐MPa : ☐L = ☐MPa : XL
  ☐X = ☐
  X = ☐
- ❷ ☐ ÷ ☐ L/分 =

❶ 14.7 : 500 = 4.4 : X
　　14.7 X = 2200
　　　　X = 149.6

❷ 149.6 ÷ 5 = 29.9 ≒ 30
　　解答　30分

⑤
- ❶ ☐MPa : ☐L = ☐MPa : XL
  ☐X = ☐
  X = ☐
- ❷ ☐ ÷ ☐ L/分 =

❶ 14.7 : 500 = 2.2 : X
　　14.7 X = 1100
　　　　X = 74.8

❷ 74.8 ÷ 6 = 12.4 ≒ 12
　　解答　12分

酸素ボンベの計算問題

総合問題　（90ページ）　　　☐に数字を入れて計算してみよう。

①
- ❶ ☐ kgf/cm² : ☐ L = ☐ kgf/cm² : XL
  - ☐ X = ☐
  - X = ☐
- ❷ ☐ ÷ ☐ L/分 =

❶ 150 : 500 = 90 : X
　　150 X = 45000
　　　　X = 300

❷ 300 ÷ 3 = 100
　解答　100分

②
- ❶ ☐ kgf/cm² : ☐ L = ☐ kgf/cm² : XL
  - ☐ X = ☐
  - X = ☐
- ❷ ☐ ÷ ☐ L/分 =

❶ 150 : 500 = 120 : X
　　150 X = 60000
　　　　X = 400

❷ 400 ÷ 4 = 100
　解答　100分

③
- ❶ ☐ MPa : ☐ L = ☐ MPa : XL
  - ☐ X = ☐
  - X = ☐
- ❷ ☐ ÷ ☐ L/分 =

❶ 14.7 : 500 = 5 : X
　　14.7 X = 2500
　　　　 X = 170.0

❷ 170.0 ÷ 3 = 56.6 ≒ 57
　解答　57分

④
- ❶ ☐ MPa : ☐ L = ☐ MPa : XL
  - ☐ X = ☐
  - X = ☐
- ❷ ☐ ÷ ☐ L/分 =

❶ 14.7 : 500 = 10 : X
　　14.7 X = 5000
　　　　 X = 340.1

❷ 340.1 ÷ 4 = 85.0 ≒ 85
　解答　85分

酸素ボンベの使用可能時間の計算の注意点

88ページの例題のように、「（本当は49.9分しか使えないけど四捨五入して）50分使えます！」と、病院や在宅の現場で言ったらどうなると思いますか？　あと数秒残されているはずのところで酸素がなくなってしまい、患者さんは息が苦しくなってしまいます（こんなにギリギリまで使うことは実際はないですが…）。こうならないように、看護師さんは酸素ボンベの残量を「切り捨て」で考えて、使用可能時間が30分を切ったら交換するようにしています。

Part 3

成人・小児・母性 看護編

標準値を覚えて計算してみましょう！！

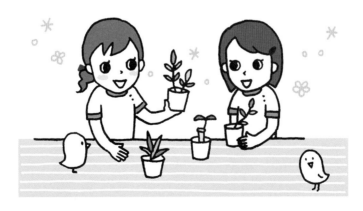

成人看護
BMIの評価

成人のBMIを把握しておきましょう。

> **例題** この問題は、式と標準値を覚える必要があります。
>
> ◆ 次の問題を解きましょう。
>
>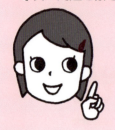
>
> 日本人の体格指数（BMI）で「普通（正常）」はどれか。
> 1. 17　　2. 22
> 3. 27　　4. 32
>
> （過去問題　第99回）

BMIとは、Body Math Index（ボディ・マス・インデックス：体格指数）の略です。BMI評価表と照らし合わせてみましょう。

BMI評価表

BMI	評価
18.5未満	低体重（やせ）
18.5以上25未満	普通体重
25以上30未満	肥満（1度）
30以上35未満	肥満（2度）
35以上40未満	肥満（3度）
40以上	肥満（4度）

BMIの「普通（正常）」は、18.5以上から25未満なので、2番の22が正解ですね。

解答　2

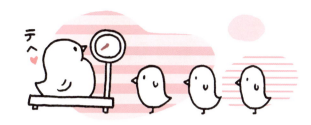

練習問題 以下の問題を解いてみましょう！

① 日本人の体格指数（BMI）で「普通（正常）」はどれか
　　　1. 20
　　　2. 15
　　　3. 33
　　　4. 44

　　　　　　　　　　　　　　　解答＿＿＿＿＿＿＿＿

② 日本人の体格指数（BMI）で「やせ」はどれか
　　　1. 20
　　　2. 15
　　　3. 33
　　　4. 44

　　　　　　　　　　　　　　　解答＿＿＿＿＿＿＿＿

③ 日本人の体格指数（BMI）で「肥満（4度）」はどれか
　　　1. 20
　　　2. 15
　　　3. 33
　　　4. 44

　　　　　　　　　　　　　　　解答＿＿＿＿＿＿＿＿

● 解答は107ページ

成人看護
BMIの算出

計算で、成人の体格を評価しましょう。

例題

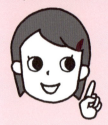

次の計算をしましょう。

身長160cm、体重64kgである成人のBMIを求めよ。ただし、小数点以下の数値が得られた場合には、小数第一位を四捨五入すること。

（過去問題　第102回）

解説

この問題は、式を覚える必要があります。以下の式を覚えましょう。

計算方法

身長の単位はcmではなく、mであるところに注意しましょう。

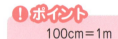
ポイント
100cm＝1m

$$\frac{体重(kg)}{身長(m) \times 身長(m)} = BMI$$

計算式

$$\frac{64(kg)}{1.6(m) \times 1.6(m)} = \frac{64}{2.56} = 25$$

解答　25

ちなみに成人ではBMIが22のとき統計的にもっとも病気になりにくいことから、

$$標準体重(kg) = 身長(m) \times 身長(m) \times 22$$

で計算します。

次ページの練習問題では、96ページの評価表も思い出して評価までやってみましょう。

練習問題 以下の計算問題を解いてみましょう！

① 身長150cm、体重36kgである成人のBMIを求め、評価せよ。ただし、小数点以下の数値が得られた場合には、小数第一位を四捨五入すること。

計算式

解答

② 身長150cm、体重72kgである成人のBMIを求め、評価せよ。ただし、小数点以下の数値が得られた場合には、小数第一位を四捨五入すること。

計算式

解答

③ 身長160cm、体重46kgである成人のBMIを求め、評価せよ。ただし、小数点以下の数値が得られた場合には、小数第一位を四捨五入すること。

計算式

解答

④ 身長160cm、体重64kgである成人のBMIを求め、評価せよ。ただし、小数点以下の数値が得られた場合には、小数第一位を四捨五入すること。

計算式

解答

⑤ 身長160cm、体重82kgである成人のBMIを求め、評価せよ。ただし、小数点以下の数値が得られた場合には、小数第一位を四捨五入すること。

計算式

解答

● 解答は107ページ

成人看護
栄養量の計算1 (脂肪摂取量)

食物から摂取できるエネルギー量を計算しましょう。

> **例題**
>
> 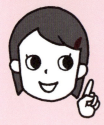次の計算をしましょう。
>
> 1日のエネルギー所要量が2300kcalの標準体型の40歳の男性。この男性の脂肪エネルギー比率20%として、1日の適切な脂肪摂取量を求めよ。ただし、小数第二位を四捨五入すること。
>
> (過去問題 第99回［改変］)

解説

食物から摂取できる三大栄養素、1g当たりのエネルギー量を暗記しよう！

三大栄養素のもつエネルギー量

糖質	4 kcal/g
蛋白質	4 kcal/g
脂質（脂肪）	9 kcal/g

▶ 計算方法

脂肪が総エネルギーに占める比率を脂肪エネルギー比率といいます。

❶ エネルギー所要量(kcal) × 脂肪エネルギー比率(%)
　　　　　　　　　　　　　　　＝ 脂肪エネルギー所要量(kcal)

❷ $\dfrac{脂肪エネルギー所要量(kcal)}{脂肪エネルギー量\ \ 9\,kcal/g}$ ＝ 1日の適切な脂肪摂取量(g)

▶ 計算式

❶ 20% ⇒ 0.2　　2300 × 0.2 = 460kcal

❷ 460 ÷ 9 = 51.11 ≒ 51.1

解答　51.1g

練習問題　以下の計算問題を解いてみましょう！

① 1日のエネルギー所要量が2500kcalの標準体型の40歳の男性。この男性の脂肪エネルギー比率20％として、1日の適切な脂肪摂取量を求めよ。ただし、小数第二位を四捨五入すること。

計算式

_____ 解答 _____

② 1日のエネルギー所要量が2500kcalの標準体型の40歳の男性。この男性の脂肪エネルギー比率30％として、1日の適切な脂肪摂取量を求めよ。ただし、小数第二位を四捨五入すること。

計算式

_____ 解答 _____

③ 1日のエネルギー所要量が1800kcalの標準体型の40歳の男性。この男性の脂肪エネルギー比率25％として、1日の適切な脂肪摂取量を求めよ。ただし、小数第二位を四捨五入すること。

計算式

_____ 解答 _____

④ 1日のエネルギー所要量が2000kcalの標準体型の40歳の男性。この男性の脂肪エネルギー比率25％として、1日の適切な脂肪摂取量を求めよ。ただし、小数第二位を四捨五入すること。

計算式

_____ 解答 _____

⑤ 1日のエネルギー所要量が2000kcalの標準体型の40歳の男性。この男性の脂肪エネルギー比率30％として、1日の適切な脂肪摂取量を求めよ。ただし、小数第二位を四捨五入すること。

計算式

_____ 解答 _____

● 解答は108ページ

成人看護
栄養量の計算2（エネルギー計算・基礎編）

点滴から摂取できる糖質のエネルギー量を計算しましょう。

例題

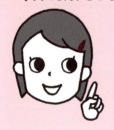

◆ 次の計算をしましょう。

Aさんは、日中に5％ブドウ糖500mLの点滴静脈注射を受けた。Aさんのおおよその摂取エネルギーを求めよ。

（過去問題　第97回［改変］）

解説

計算式

❶ ブドウ糖液量(mL) × 濃度(％) = ブドウ糖量(g)

❷ ブドウ糖量(g) × 1g当たりのエネルギー量(kcal)
= 摂取エネルギー(kcal)

計算方法

❶ 5％ブドウ糖液500mLの中のブドウ糖量
5％ ⇒ 0.05
ブドウ糖量 = 500 × 0.05 = 25g

❷ ブドウ糖量のエネルギー量 = 25（g）× 4 kcal = 100kcal

糖質1g当たりのエネルギー量（100ページ表）

解答　100kcal

練習問題 以下の計算問題を解いてみましょう！

① Bさんは、日中に5％ブドウ糖1000mLの点滴静脈注射を受けた。Bさんのおおよその摂取エネルギーを求めよ。

計算式

解答 _____

② Cさんは、日中に5％ブドウ糖2000mLの点滴静脈注射を受けた。Cさんのおおよその摂取エネルギーを求めよ。

計算式

解答 _____

③ Dさんは、日中に5％ブドウ糖2500mLの点滴静脈注射を受けた。Dさんのおおよその摂取エネルギーを求めよ。

計算式

解答 _____

④ Eさんは、日中に5％ブドウ糖3000mLの点滴静脈注射を受けた。Eさんのおおよその摂取エネルギーを求めよ。

計算式

解答 _____

⑤ Fさんは、日中に5％ブドウ糖3500mLの点滴静脈注射を受けた。Fさんのおおよその摂取エネルギーを求めよ。

計算式

解答 _____

● 解答は109ページ

成人看護
栄養量の計算3（エネルギー計算・応用編）

食事と点滴から摂取できる1日のエネルギー量を計算しましょう。

例題

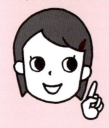

次の計算をしましょう。

Aさんは、朝食と昼食は食べられず、夕食にご飯を茶碗1/2杯食べた。日中に5％ブドウ糖500mLの点滴静脈注射を受けた。Aさんのおおよその摂取エネルギーを求めよ。

（過去問題 第97回［改変］）

解説

三大栄養素の1g当たりのエネルギー量は以下でしたね。

糖質	4 kcal/g
蛋白質	4 kcal/g
脂質	9 kcal/g

また、主要食品のおおよそのエネルギー量も覚えておきましょう。

おにぎり1個	160 kcal	豆腐半丁	80 kcal
ごはん茶碗1杯	160 kcal	鶏卵1個	80 kcal
パン	160 kcal	白身魚切り身	80 kcal

計算方法

❶ ご飯茶わん1/2杯 = 160 kcal ÷ 2 = 80 kcal

❷ 5％ブドウ糖500 mL = 500 mL × 0.05 × 4 kcal = 100 kcal
　　　　　　　　　　　　　　　　5％ブドウ糖　　　糖質1g当たりのエネルギー量

❸ ❶ + ❷ = 80 + 100 = 180 kcal

解答　180kcal

練習問題　以下の計算問題を解いてみましょう！

① Bさんは、食欲がなく、朝食を食べられなかった。昼食にパンを1切れ、夕食に卵1個とご飯茶碗半杯を食べた。日中5％ブドウ糖液500mLを2本点滴静脈注射を受けた。Bさんのおおよその摂取エネルギーを求めよ。

計算式

_____　**解答** _____

② Cさんは、食欲がなく、朝食を食べられなかった。昼食にパンを1切れ、夕食に卵1個とご飯茶碗1杯を食べた。日中5％ブドウ糖液500mLを1本点滴静脈注射を受けた。Cさんのおおよその摂取エネルギーを求めよ。

計算式

_____　**解答** _____

③ Dさんは、朝食としてご飯茶碗1杯、昼食にパンを1切れと卵1個、夕食にご飯茶碗1杯と白身魚切り身1人前を食べた。しかし、夜に脱水と診断され5％ブドウ糖液500mLを2本、点滴静脈注射を受けた。Dさんのおおよその摂取エネルギーを求めよ。

計算式

_____　**解答** _____

④ Eさんは、食欲がなく、朝食を食べられなかった。昼食にパンを1切れ、夕食に卵1個を食べた。日中5％ブドウ糖液500mLを2本点滴静脈注射を受けた。Eさんのおおよその摂取エネルギーを求めよ。

計算式

_____　**解答** _____

⑤ Fさんは、食欲がなく、朝食と昼食を食べられなかった。夕食に卵1個とご飯茶碗1杯を食べた。日中5％ブドウ糖液500mLを3本点滴静脈注射を受けた。Fさんのおおよその摂取エネルギーを求めよ。

計算式

_____　**解答** _____

● 解答は110ページ

覚えておこう インスリンの単位換算

糖尿病の患者さんに使うインスリンの投与量は、重量ではなく「単位（U）」で決められています。そのため、インスリン製剤は、すべて、 1単位 ＝ 0.01mL に統一されています。

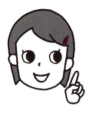

患者さんに注射するときわかりやすくするために計算するよ！

1単位	⇔	0.01mL
10単位	⇔	0.1mL
100単位	⇔	1 mL

練習問題　インスリンの単位換算をしてみよう！

① インスリン製剤1単位（1U）は何mLか。
　計算式 _____ 解答 _____

② インスリン製剤3単位（3U）は何mLか。
　計算式 _____ 解答 _____

③ インスリン製剤5単位（5U）は何mLか。
　計算式 _____ 解答 _____

④ インスリン製剤10単位（10U）は何mLか。
　計算式 _____ 解答 _____

⑤ インスリン製剤12単位（12U）は何mLか。
　計算式 _____ 解答 _____

● 解答はこのページの下にあるよ！

インスリン製剤には、患者さんが自分で注射（自己注射）しやすいように作られたペン型と、注射器型のものがあります。インスリン注射器は専用のシリンジになっており、投与量の間違い防止のために、
1目盛り＝1単位（Unit、U） ＝0.01mL
となっています。

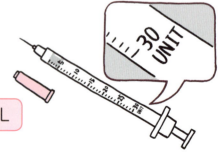

● 解答　①0.01mL　②0.03mL　③0.05mL　④0.1mL　⑤0.12mL

模範解答

成人看護
BMIの評価 （97ページ）

① 解答 　1　　　　③ 解答 　4

② 解答 　2

成人看護
BMIの算出 （99ページ）　　□に数字を入れて計算してみよう。

① $\dfrac{\boxed{}\ \text{kg}}{\boxed{}\text{m} \times \boxed{}\text{m}}$　　$\dfrac{36}{1.5 \times 1.5} = \dfrac{36}{2.25} = 16$

解答　低体重（やせ）

② $\dfrac{\boxed{}\ \text{kg}}{\boxed{}\text{m} \times \boxed{}\text{m}}$　　$\dfrac{72}{1.5 \times 1.5} = \dfrac{72}{2.25} = 32$

解答　肥満（2度）

③ $\dfrac{\boxed{}\ \text{kg}}{\boxed{}\text{m} \times \boxed{}\text{m}}$　　$\dfrac{46}{1.6 \times 1.6} = \dfrac{46}{2.56} = 17.9$
$\qquad\qquad\qquad\qquad\qquad\qquad\qquad ≒ 18$

解答　低体重（やせ）

④ $\dfrac{\boxed{}\ \text{kg}}{\boxed{}\text{m} \times \boxed{}\text{m}}$　　$\dfrac{64}{1.6 \times 1.6} = \dfrac{64}{2.56} = 25$

解答　肥満（1度）

⑤ $\dfrac{\boxed{}\ \text{kg}}{\boxed{}\text{m} \times \boxed{}\text{m}}$　　$\dfrac{82}{1.6 \times 1.6} = \dfrac{82}{2.56} = 32.0$
$\qquad\qquad\qquad\qquad\qquad\qquad\qquad ≒ 32$

解答　肥満（2度）

成人看護

栄養量の計算1 （101ページ）　□に数字を入れて計算してみよう。

①

❶ □kcal × □ = □kcal　　❶ 2500 × 0.2 = 500

❷ $\dfrac{\square}{9\,\text{kcal/g}}$　　❷ $\dfrac{500}{9} = 55.55 ≒ 55.6$

　　　　　　　　　解答　55.6g

②

❶ □kcal × □ = □kcal　　❶ 2500 × 0.3 = 750

❷ $\dfrac{\square}{9\,\text{kcal/g}}$　　❷ $\dfrac{750}{9} = 83.33 ≒ 83.3$

　　　　　　　　　解答　83.3g

③

❶ □kcal × □ = □kcal　　❶ 1800 × 0.25 = 450

❷ $\dfrac{\square}{9\,\text{kcal/g}}$　　❷ $\dfrac{450}{9} = 50$

　　　　　　　　　解答　50g

④

❶ □kcal × □ = □kcal　　❶ 2000 × 0.25 = 500

❷ $\dfrac{\square}{9\,\text{kcal/g}}$　　❷ $\dfrac{500}{9} = 55.55 ≒ 55.6$

　　　　　　　　　解答　55.6g

⑤

❶ □kcal × □ = □kcal　　❶ 2000 × 0.3 = 600

❷ $\dfrac{\square}{9\,\text{kcal/g}}$　　❷ $\dfrac{600}{9} = 66.66 ≒ 66.7$

　　　　　　　　　解答　66.7g

成人看護

栄養量の計算2 （103ページ）　　□に数字を入れて計算してみよう。

①
- ❶ □ × 0.□ = □ 　　❶ 1000 × 0.05 = 50
- ❷ □ × □kcal 　　❷ 50 × 4 = 200

　　　　　　　　　　　　　　　解答　200kcal

②
- ❶ □ × 0.□ = □ 　　❶ 2000 × 0.05 = 100
- ❷ □ × □kcal 　　❷ 100 × 4 = 400

　　　　　　　　　　　　　　　解答　400kcal

③
- ❶ □ × 0.□ = □ 　　❶ 2500 × 0.05 = 125
- ❷ □ × □kcal 　　❷ 125 × 4 = 500

　　　　　　　　　　　　　　　解答　500kcal

④
- ❶ □ × 0.□ = □ 　　❶ 3000 × 0.05 = 150
- ❷ □ × □kcal 　　❷ 150 × 4 = 600

　　　　　　　　　　　　　　　解答　600kcal

⑤
- ❶ □ × 0.□ = □ 　　❶ 3500 × 0.05 = 175
- ❷ □ × □kcal 　　❷ 175 × 4 = 700

　　　　　　　　　　　　　　　解答　700kcal

Part 3　成人・小児・母性看護編

成人看護

栄養量の計算 3 （105ページ）　□に数字を入れて計算してみよう。

①
1 □＋□＋□
2 □ × 0.□ × 4
3 □＋□

① パン＋卵＋ご飯1/2杯
　160＋80＋80＝320
② 500×2×0.05×4＝200
③ 320＋200＝520

　　　　解答　520kcal

②
1 □＋□＋□
2 □ × 0.□ × 4
3 □＋□

① パン＋卵＋ご飯
　160＋80＋160＝400
② 500×0.05×4＝100
③ 400＋100＝500

　　　　解答　500kcal

③
1 □＋□＋□＋□
2 □ × 0.□ × 4
3 □＋□

① ご飯2杯＋パン＋卵＋魚
　320＋160＋80＋80＝640
② 500×2×0.05×4＝200
③ 200＋640＝840

　　　　解答　840kcal

④
1 □＋□
2 □ × 0.□ × 4
3 □＋□

① パン＋卵
　160＋80＝240
② 500×2×0.05×4＝200
③ 200＋240＝440

　　　　解答　440kcal

⑤
1 □＋□
2 □ × 0.□ × 4
3 □＋□

① 卵＋ご飯
　80＋160＝240
② 500×3×0.05×4＝300
③ 240＋300＝540

　　　　解答　540kcal

小児看護
小児の身体発達（肥満度、カウプ指数、ローレル指数）

小児の身体発達評価のためには、覚えておきたい計算式がいくつかあります。

例題

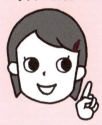

次の計算をしましょう。

A君（11歳）は、身長145cm、体重50kgである。身長145cmの11歳男児の標準体重は38kgとする。A君の肥満度を求めよ。ただし、小数点以下の数値が得られた場合には、小数点以下を四捨五入すること。

（過去問題　第103回追）

解説

この問題を解くためには、以下の計算式を覚えましょう。

！ポイント
標準のめやすは±20%の範囲です

計算式

$$肥満度（\%） = \frac{実際の体重（kg） - 標準体重（kg）}{標準体重（kg）} \times 100$$

計算方法

$$\frac{50(kg) - 38(kg)}{38(kg)} \times 100 = \frac{12}{38} \times 100 = 31.5（\%）$$

$$≒ 32（\%）$$

解答　32%

小児の身体発達評価には、ほかにも次のページにあるような指標を使います。
計算式が国試に出題されたこともあるので、覚えておきましょう。

カウプ指数（乳幼児期の発達評価）

例題

◆ 次の計算をしましょう。
身長100cm、体重28kgの幼児のカウプ指数を求めよ。　　（過去問題　第96回［改変］）

解説

計算式

体重の単位に注意してね！
1kg＝1000g

$$\text{カウプ指数} = \frac{\text{体重(g)}}{\{\text{身長(cm)}\}^2} \times 10$$

$$\frac{28 \times 1000(g)}{100(cm) \times 100(cm)} \times 10 = 28$$

！ポイント
標準のめやすは15～17、小さくなるほど「やせ」、大きくなるほど「肥満」です

解答　28

ローレル指数（学童期の発達評価）

例題

◆ 次の計算をしましょう。
11歳の男児。体重35kg、身長140cmのローレル指数を求めなさい。ただし、小数第一位を四捨五入すること。

解説

計算式

体重の単位に注意してね！
1kg＝1000g

$$\text{ローレル指数} = \frac{\text{体重(g)}}{\{\text{身長(cm)}\}^3} \times 10^4$$

$$\frac{35 \times 1000(g)}{140(cm) \times 140(cm) \times 140(cm)} \times 10000 = 127.5 ≒ 128$$

！ポイント
標準のめやすは115～145、小さくなるほど「やせ」、大きくなるほど「肥満」です

解答　128

標準のめやすとなる値は年々変化するので、最新のものを確認して勉強してくださいね！

練習問題 以下の計算問題を解いてみましょう！

① 9歳の男児、体重25.0kg。標準体重を30.0kgとした場合の肥満度を求めよ。
小数第二位を四捨五入すること。
計算式

_____ 解答 _____

② 9歳の男児、体重40.0kg。標準体重を30.0kgとした場合の肥満度を求めよ。
小数第二位を四捨五入すること。
計算式

_____ 解答 _____

③ 身長70cm、体重5kgの乳児。カウプ指数を求めよ。
小数第二位を四捨五入すること。
計算式

_____ 解答 _____

④ 身長90cm、体重20kgの幼児。カウプ指数を求めよ。
小数第二位を四捨五入すること。
計算式

_____ 解答 _____

⑤ 7歳の女児。体重30kg、身長100cmのローレル指数を求めよ。
小数第一位を四捨五入すること。
計算式

_____ 解答 _____

⑥ 12歳の男児。体重40kg、身長150cmのローレル指数を求めよ。
小数第一位を四捨五入すること。
計算式

_____ 解答 _____

● 解答は116〜117ページ

小児看護

水分必要量

何度も問題を解いて標準値を覚えましょう!!!

例題 この問題は標準値を暗記していないと解けない問題です。

◆次の計算をしましょう。

幼児が1日に必要とする体重1kg当たりの水分量は何mLか。

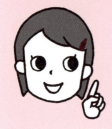

（過去問題　第103回追）

この問題は標準値を暗記していないと解けない問題!!!　標準値を暗記しよう！

小児の水分必要量（mL/kg/日）

	乳児（1歳未満）	幼児（1歳～就学前）	学童（小学生）
水分必要量	150	100	80

解答　100 mL

例題

◆次の計算をしましょう。

体重6kgの乳児に必要な1日の水分摂取量で適切なのはどれか。

1.　480 mL　　2.　600 mL
3.　840 mL　　4.　1200 mL

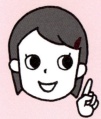

（過去問題　第100回）

今度は、標準値を使って計算をします。

計算方法

水分必要量（mL/kg/日） × 体重（kg） ＝ 1日の必要水分量（mL/日）

なので、

計算式

150 × 6 ＝ 900mL

仮に計算した値と同じ数字が選択肢にないときは、近い値を選びましょう。

解答　3

練習問題　以下の問題を解いてみましょう！

① 乳児が1日に必要とする体重1kg当たりの水分量は何mLか。

解答＿＿＿＿＿＿＿

② 学童が1日に必要とする体重1kg当たりの水分量は何mLか。

解答＿＿＿＿＿＿＿

③ 体重10kgの乳児に必要な1日の水分摂取量は何mLか。

計算式

＿＿＿＿＿＿＿＿＿＿＿＿＿＿＿　解答＿＿＿＿＿＿＿

④ 体重20kgの幼児に必要な1日の水分摂取量は何mLか。

計算式

＿＿＿＿＿＿＿＿＿＿＿＿＿＿＿　解答＿＿＿＿＿＿＿

⑤ 体重35kgの学童に必要な1日の水分摂取量は何mLか。

計算式

＿＿＿＿＿＿＿＿＿＿＿＿＿＿＿　解答＿＿＿＿＿＿＿

● 解答は117ページ

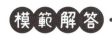

小児看護

小児の身体発達 （113ページ） 　　□に数字を入れて計算してみよう。

① $\dfrac{\square\text{kg} - \square\text{kg}}{\square\text{(kg)}} \times 100$

$\dfrac{25-30}{30} \times 100 = \dfrac{-5}{30} \times 100$

$= -16.66 ≒ -16.7$

解答　−16.7％

② $\dfrac{\square\text{kg} - \square\text{kg}}{\square\text{(kg)}} \times 100$

$\dfrac{40-30}{30} \times 100 = \dfrac{10}{30} \times 100$

$= 33.33 ≒ 33.3$

解答　33.3％

③ $\dfrac{\square\text{kg} \times 1000}{\square\text{cm} \times \square\text{cm}} \times 10$

$\dfrac{5 \times 1000}{70 \times 70} \times 10$

$= \dfrac{500}{49} = 10.20 ≒ 10.2$

解答　10.2

④ $\dfrac{\square\text{kg} \times 1000}{\square\text{cm} \times \square\text{cm}} \times 10$

$\dfrac{20 \times 1000}{90 \times 90} \times 10$

$= \dfrac{2000}{81} = 24.69 ≒ 24.7$

解答　24.7

⑤ $\dfrac{\square\text{kg} \times 1000}{\square\text{cm} \times \square\text{cm} \times \square\text{cm}} \times 10000$

$\dfrac{30 \times 1000}{100 \times 100 \times 100} \times 10000$

$= 300$

解答　300

⑥ $\dfrac{\boxed{}\text{kg} \times 1000}{\boxed{}\text{cm} \times \boxed{}\text{cm} \times \boxed{}\text{cm}} \times 10000$ $\dfrac{40 \times 1000}{150 \times 150 \times 150} \times 10000$

$= \dfrac{400000}{3375} = 118.5 ≒ 119$

解答　119

小児看護

水分必要量　（115ページ）

① 乳児が1日に必要とする体重1kg当たりの水分量

解答　150mL

② 学童が1日に必要とする体重1kg当たりの水分量

解答　80mL

③ 乳児に必要な水分量×体重　　150×10=1500

解答　1500mL

④ 幼児に必要な水分量×体重　　100×20=2000

解答　2000mL

⑤ 学童に必要な水分量×体重　　80×35=2800

解答　2800mL

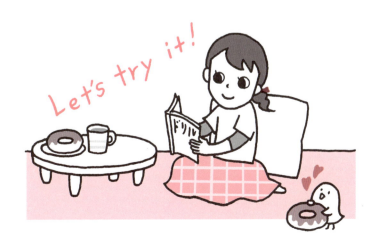

母性看護

月経周期（次にくる月経日を求める）

月経周期は、日数を数えて求めよう。

例題

次の計算をしましょう。

Aさんの月経周期は26日～34日、持続日数は4～6日である。9月と10月のカレンダーを示す。ただし ◯ 印は月経日を示す。今月のAさんの月経周期を求めよ。

9月

日	月	火	水	木	金	土
1	②	③	④	⑤	⑥	7
8	9	10	11	12	13	14
15	16	17	18	19	20	21
22	23	24	25	26	27	28
29	30					

10月

日	月	火	水	木	金	土
		1	2	3	4	⑤
⑥	⑦	⑧	⑨	10	11	12
13	14	15	16	17	18	19
20	21	22	23	24	25	26
27	28	29	30	31		

（過去問題　第103回［改変]）

解説

月経とは女性に28日に1回3～7日間続く生理的子宮出血のことです。

いわゆる「生理」のことだよ！

計算方法

9月の月経の開始日から10月の月経の開始日前日までを数えます。

9月　ここから

日	月	火	水	木	金	土
1	②	③	④	⑤	⑥	7
8	9	10	11	12	13	14
15	16	17	18	19	20	21
22	23	24	25	26	27	28
29	30					

10月　ここまで

日	月	火	水	木	金	土
		1	2	3	4	⑤
⑥	⑦	⑧	⑨	10	11	12
13	14	15	16	17	18	19
20	21	22	23	24	25	26
27	28	29	30	31		

実際に数えてみると、33日あります。

解答　33日

練習問題

① Bさんの月経周期は26日〜34日、持続日数は4〜6日である。4月と5月のカレンダーを示す。ただし●印は月経日を示す。今月のBさんの月経周期を求めよ。

4月

		1	2	3	4	5
6	7	8	9	10	11	12
13	14	15	16	17	18	19
20	21	22	23	24	25	26
27	28	29	30			

5月

				1	2	3
4	5	6	7	8	9	10
11	12	13	14	15	16	17
18	19	20	21	22	23	24
25	26	27	28	29	30	31

解答 ＿＿＿＿＿＿

② Cさんの月経周期は26日〜34日、持続日数は4〜6日である。3月と4月のカレンダーを示す。ただし●印は月経日を示す。今月のCさんの月経周期を求めよ。

3月

						1
2	3	4	5	6	7	8
9	10	11	12	13	14	15
16	17	18	19	20	21	22
23	24	25	26	27	28	29
30	31					

4月

		1	2	3	4	5
6	7	8	9	10	11	12
13	14	15	16	17	18	19
20	21	22	23	24	25	26
27	28	29	30			

解答 ＿＿＿＿＿＿

● 解答は126ページ

母性看護

妊娠週数（妊娠成立からの期間を求める）

妊娠週数は、妊婦さんやおなかの赤ちゃん（胎児）の健康状態を知るために大切な情報です。

例題

◆ 次の計算をしましょう。

Aさん（28歳、女性、会社員）は、結婚後1年で夫と2人で暮らしている。仕事上の役割も増えている。次回月経予定日を2週過ぎても月経がみられないため、勤務先近くの産婦人科クリニックを受診した。月経周期は28日型で、最終月経は3月2日から4日間であった。診察の結果、妊娠と診断された。

3月と4月のカレンダーを示す。本日、4月14日のAさんの妊娠週数および日数を最終月経から求めよ。

3月

日	月	火	水	木	金	土
	1	2	3	4	5	6	7
8	9	10	11	12	13	14
15	16	17	18	19	20	21
22	23	24	25	26	27	28
29	30	31				

4月

日	月	火	水	木	金	土
			1	2	3	4
5	6	7	8	9	10	11
12	13	14	15	16	17	18
19	20	21	22	23	24	25
26	27	28	29	30		

（過去問題　第105回［改変]）

解説

最終月経初日＝0週0日と考えます

日	月	火	水	木	金	土
3/1	2	3	4	5	6	7
8	9	10	11	12	13	14
15	16	17	18	19	20	21
22	23	24	25	26	27	28
29	30	31	4/1	2	3	4
5	6	7	8	9	10	11
12	13	14	15	16	17	18

6週　1日　来院日

予定日を過ぎても月経がみられないと、妊娠している可能性がありますね。最終月経から妊娠週数および日数を考えます。

3月と4月のカレンダーを続けて考えてみましょう。●印は月経日を示しています。最終月経初日（□）を0週0日として起算し、来院日（□）までの経過週（日）数を算出します。

<u>解答　6週1日</u>

練習問題 以下の計算問題を解いてみましょう！

① Bさん（32歳、女性、主婦）は、結婚後2年で夫と2人で暮らしている。仕事上の役割も増えている。次回月経予定日を2週過ぎても月経がみられないため、近所の産婦人科クリニックを受診した。月経周期は29日型で、最終月経は5月5日から6日間であった。診察の結果、妊娠と診断された。

5月と6月のカレンダーを示す（□は最終月経初日、□は来院日）。本日、6月18日のAさんの妊娠週数および日数を最終月経から求めよ。

5月

日	月	火	水	木	金	土
	1	2	3	4	5	6
7	8	9	10	11	12	13
14	15	16	17	18	19	20
21	22	23	24	25	26	27
28	29	30	31			

6月

日	月	火	水	木	金	土
				1	2	3
4	5	6	7	8	9	10
11	12	13	14	15	16	17
18	19	20	21	22	23	24
25	26	27	28	29		

解答 _____

② Cさん（34歳、女性、主婦）は、結婚後1年で夫と2人で暮らしている。次回月経予定日を3週過ぎても月経がみられないため、近所の産婦人科クリニックを受診した。月経周期は30日型で、最終月経は10月1日から7日間であった。診察の結果、妊娠と診断された。

10月と11月のカレンダーを示す（□は最終月経初日、□は来院日）。本日、11月22日のCさんの妊娠週数および日数を最終月経から求めよ。

10月

日	月	火	水	木	金	土
	1	2	3	4	5	6
7	8	9	10	11	12	13
14	15	16	17	18	19	20
21	22	23	24	25	26	27
28	29	30	31			

11月

日	月	火	水	木	金	土
				1	2	3
4	5	6	7	8	9	10
11	12	13	14	15	16	17
18	19	20	21	22	23	24
25	26	27	28	29	30	

解答 _____

● 解答は126ページ

母性看護
分娩予定日（赤ちゃんの生まれる日を予測する）

ネーゲレの計算法（分娩予定日の概算法）で最終月経日から計算しよう。

例題

次の計算をしましょう。

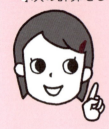

35歳女性、2018年6月1日〜6月6日まで月経があった。翌月月経がみられず、7月7日産婦人科受診、結果エコー検査で妊娠が確認された。分娩予定日を求めよ。

解説

計算方法　ネーゲレの計算法

❶ 月の求め方

月：最終月経の月が1〜3月の場合に9を足す。

最終月経の月が4〜12月の場合は、9を足すかわりに3を引く。

6 − 3 = 3

> この場合、分娩予定の年は翌年になります

❷ 日の求め方

日：最終月経初日に7を足す。

最終月経初日が25日以降の場合は、❶で求めた月の日数に注意しよう。

計算式　6月1日が最終月経初日なので、

❶ 6月 − 3 = 3月

❷ 1日 + 7 = 8日

__解答　2019年3月8日__

つい、ネーゲレの計算式を忘れちゃいますよね。そんなときは、自分で下のようなカレンダーを書いて最終月経の月から10か月塗りつぶして月を求めます。そして日の求め方は、1週間が7日なので最終月経初日に7を足す、と覚えると、簡単に計算ができますよ！

1	2	3	4	5	6	7	8	9	10	11	12月
					●	●	●	●	●	●	●

1	2	3	4	5	6	7	8	9	10	11	12月
●	●	●									

練習問題　以下の計算問題を解いてみましょう！

① 35歳女性、2018年7月1日〜7月6日まで月経があった。翌月月経がみられず、8月15日産婦人科受診、結果エコー検査で妊娠が確認された。分娩予定日を求めよ。

計算式

_____　解答_____

② 35歳女性、2018年4月23日〜4月30日まで月経があった。翌月月経がみられず、6月7日産婦人科受診、結果エコー検査で妊娠が確認された。分娩予定日を求めよ。

計算式

_____　解答_____

③ 35歳女性、2018年1月15日〜1月20日まで月経があった。翌月月経がみられず、3月7日産婦人科受診、結果エコー検査で妊娠が確認された。分娩予定日を求めよ。

計算式

_____　解答_____

④ 35歳女性、2018年10月7日〜10月14日まで月経があった。翌月月経がみられず、12月7日産婦人科受診、結果エコー検査で妊娠が確認された。分娩予定日を求めよ。

計算式

_____　解答_____

⑤ 35歳女性、2018年12月3日〜12月10日まで月経があった。翌月月経がみられず、1月30日産婦人科受診、結果エコー検査で妊娠が確認された。分娩予定日を求めよ。

計算式

_____　解答_____

● 解答は126ページ

母性看護
新生児の生理的体重減少率

体重減少率は、新生児（産まれてから28日以内の赤ちゃんのこと）の健康状態をアセスメントするために必要な情報です。新生児の生理的体重減少率を計算しましょう。

例題

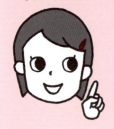

次の計算をしましょう。

出生体重が3200gの新生児。日齢3の体重は3100gである。このときの体重減少率を求めよ。ただし、小数第二位を四捨五入すること。

（過去問題　第107回）

解説

妊娠37週から41週の5週間の間の出産

正期産で正常に産まれた新生児は、出生直後から体重が減少しはじめ、生後3〜5日に出生体重（産まれたときの体重）の5〜10%が減少します。これを生理的体重減少といい、組織液の喪失や栄養・水分の摂取不良、胎便の排泄などが主な原因です。10%以上の体重減少は、病的な原因も考えます。

赤ちゃんが初めて排泄する便のこと

生理的体重減少率は、以下のように計算します。

計算式

（出生体重 − 現在の体重）÷ 出生体重 × 100 ＝ 生理的体重減少率（%）

計算方法

❶ 3200（g）− 3100（g）　＝　100（g）　　日齢3までに減った体重は100gです
❷ 100（g）÷ 3200（g）　　　＝　0.0312
❸ 0.0312 × 100　＝　3.12　　小数第二位を四捨五入すること
　　　　　　　　≒　3.1%

小数を百分率にするには、小数×100＝○%でしたね

解答　3.1%

生理的体重減少率を求める際に必要になる、小数の除法の問題（9ページ）と百分率への換算（15ページ）も、一緒に復習しましょう！

練習問題　以下の計算問題を解いてみましょう！

① 出生体重が3100gの新生児。日齢2の体重は2950gである。このときの体重減少率を求めよ。ただし、小数第二位を四捨五入すること。

計算式

解答

② 出生体重が3100gの新生児。日齢3の体重は2900gである。このときの体重減少率を求めよ。ただし、小数第二位を四捨五入すること。

計算式

解答

③ 出生体重が3000gの新生児。日齢1の体重は2880gである。このときの体重減少率を求めよ。ただし、小数第二位を四捨五入すること。

計算式

解答

④ 出生体重が3000gの新生児。日齢1の体重は2850gである。このときの体重減少率を求めよ。ただし、小数第二位を四捨五入すること。

計算式

解答

⑤ 出生体重が3000gの新生児。日齢1の体重は2850gであり、日齢2の体重は2798gであった。日齢2の体重減少率を求めよ。ただし、小数第二位を四捨五入すること。

計算式

解答

● 解答は127ページ

模範解答

母性看護

月経周期（119ページ）

① 解答　33日　　　② 解答　32日

母性看護

妊娠週数（121ページ）

① 解答　6週2日　　② 解答　7週3日

母性看護

分娩予定日（123ページ）　□に数字を入れて計算してみよう。

①
- ❶ □月 ± □ = □月　　❶ 7 − 3 = 4
- ❷ □日 + □ = □日　　❷ 1 + 7 = 8
  - 解答　2019年4月8日

②
- ❶ □月 ± □ = □月　　❶ 4 − 3 = 1
- ❷ □日 + □ = □日　　❷ 23 + 7 = 30
  - 解答　2019年1月30日

③
- ❶ □月 ± □ = □月　　❶ 1 + 9 = 10
- ❷ □日 + □ = □日　　❷ 15 + 7 = 22
  - 解答　2018年10月22日

④
- ❶ □月 ± □ = □月　　❶ 10 − 3 = 7
- ❷ □日 + □ = □日　　❷ 7 + 7 = 14
  - 解答　2019年7月14日

⑤
- ❶ □月 ± □ = □月　　❶ 12 − 3 = 9
- ❷ □日 + □ = □日　　❷ 3 + 7 = 10
  - 解答　2019年9月10日

母性看護

新生児の生理的体重減少率（125ページ）　　□に数字を入れて計算してみよう。

①
1. ☐ g − ☐ g = ☐ g
2. ☐ g ÷ ☐ g = ☐
3. ☐ × 100 = ☐ ％

1. 3100 g − 2950 g = 150g
2. 150 g ÷ 3100 g = 0.0483
3. 0.0483 × 100 = 4.83 ≒ 4.8

　　　　　解答　4.8％

②
1. ☐ g − ☐ g = ☐ g
2. ☐ g ÷ ☐ g = ☐
3. ☐ × 100 = ☐ ％

1. 3100 g − 2900 g = 200g
2. 200 g ÷ 3100 g = 0.0645
3. 0.0645 × 100 = 6.45 ≒ 6.5

　　　　　解答　6.5％

③
1. ☐ g − ☐ g = ☐ g
2. ☐ g ÷ ☐ g = ☐
3. ☐ × 100 = ☐ ％

1. 3000 g − 2880 g = 120g
2. 120 g ÷ 3000 g = 0.04
3. 0.04 × 100 = 4.00 ≒ 4.0

　　　　　解答　4.0％

④
1. ☐ g − ☐ g = ☐ g
2. ☐ g ÷ ☐ g = ☐
3. ☐ × 100 = ☐ ％

1. 3000 g − 2850 g = 150g
2. 150 g ÷ 3000 g = 0.05
3. 0.05 × 100 = 5.00 ≒ 5.0

　　　　　解答　5.0％

⑤
1. ☐ g − ☐ g = ☐ g
2. ☐ g ÷ ☐ g = ☐
3. ☐ × 100 = ☐ ％

1. 3000 g − 2798 g = 202g
2. 202 g ÷ 3000 g = 0.0673
3. 0.0673 × 100 = 6.73 ≒ 6.7

　　　　　解答　6.7％

Part 3　成人・小児・母性看護編

著者

菊地よしこ Yoshiko Kikuchi

元・山陽学園大学大学院看護学研究科看護学専攻・山陽学園大学看護学部看護学科 講師／公益財団法人日本訪問看護財団 事業部課長

1994年秋田大学医療技術短期大学部看護学科卒業。東京大学医学部附属病院婦人科・小児科病棟勤務。東京都済生会中央病院外科・脳外科を経て、済生会三田訪問看護ステーションにて訪問看護師・介護支援専門員として勤務。2004年国際医療福祉大学大学院医療福祉学研究科保健医療学看護学分野地域看護学領域修了（保健医療学修士取得）後、秋田市医師会立秋田看護学校に専任教員として勤務。2009年厚生労働省看護研修センター看護教員養成課程修了。秋田県立衛生看護学院を経て、山陽学園大学大学院看護学研究科看護学専攻・山陽学園大学看護学部看護学科助教として勤務、2014年講師として勤務。2018年公益財団法人日本訪問看護財団事業部課長となり現在に至る。

梅﨑みどり Midori Umezaki

山陽学園大学看護学部看護学科母性看護学領域 准教授

塩谷由加江 Yukae Shionoya

山陽学園大学看護学部看護学科基礎看護学領域 助教

プチナースBOOKS

1日20分10日でできる 看護計算ドリル 第2版

2015年6月24日	第1版第1刷発行
2018年12月5日	第2版第1刷発行
2025年2月10日	第2版第8刷発行

著　者　菊地　よしこ
　　　　梅﨑　みどり
　　　　塩谷　由加江
発行者　森山　慶子
発行所　株式会社　照林社
　　　　〒112-0002
　　　　東京都文京区小石川2丁目3-23
　　　　電話　03-3815-4921（編集）
　　　　　　　03-5689-7377（営業）
　　　　https://www.shorinsha.co.jp/
印刷所　大日本印刷株式会社

- 本書に掲載された著作物（記事・写真・イラスト等）の翻訳・複写・転載・データベースへの取り込み、および送信に関する許諾権は、照林社が保有します。
- 本書の無断複写は、著作権法上での例外を除き禁じられています。本書を複写される場合は、事前に許諾を受けてください。また、本書をスキャンしてPDF化するなどの電子化は、私的使用に限り著作権法上認められていますが、代行業者等の第三者による電子データ化および書籍化は、いかなる場合も認められていません。
- 万一、落丁・乱丁などの不良品がございましたら、「制作部」あてにお送りください。送料小社負担にて良品とお取り替えいたします（制作部 ☎0120-87-1174）。

検印省略（定価はカバーに表示してあります）
ISBN978-4-7965-2449-0
©Yoshiko Kikuchi, Midori Umezaki, Yukae Shionoya/2018/Printed in Japan

おさえておきたい「単位」のはなし

「単位」というのは、いろいろなものの大きさを測って数字で表すときに、基準になる大きさを示すものです。国際的に共通の「約束事」として決められています。もとになる（はじめの）単位を基本単位といい、それ以外の単位を補助単位といいます。

【長さの単位】

長さの基本単位は、メートル（m）です。よく使うのは以下のものです。

単位（読み方）	記号	長さ
キロメートル	km	1 mの1000倍
センチメートル	cm	1 mの100分の1
ミリメートル	mm	1 mの1000分の1

> cmは、**胃管の長さや気管チューブの長さ**を決めるときなどに使います

ミリ（m）やセンチ（c）ってなあに？

単位の前につける記号に、接頭辞（せっとうじ）というものがあります。これをつけることで、その単位の1000倍（10^3倍）や1000分の1倍（10^{-3}倍）などを表すことができます。

大きいほう			小さいほう		
名前（呼び方）	記号	大きさ	名前（呼び方）	記号	大きさ
デカ	da	10^1	デシ	d	10^{-1}
ヘクト	h	10^2	センチ	c	10^{-2}
キロ	k	10^3	ミリ	m	10^{-3}
メガ	M	10^6	マイクロ	μ	10^{-6}
ギガ	G	10^9	ナノ	n	10^{-9}
テラ	T	10^{12}	ピコ	p	10^{-12}

> **赤血球数**や**白血球数**の検査値の単位には、**μL（マイクロリットル）**が用いられています

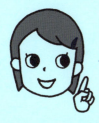

> 例えば、0.000001Lと書くよりも、1 μLとしたほうがわかりやすいですね

【体積の単位】

体積の基本単位は、立方メートル（m³）です。1 m³は、すべての辺の長さが1 mの立方体の嵩のことです。
その他には、以下のような単位を使います。

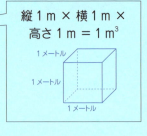
縦1 m × 横1 m × 高さ1 m ＝ 1 m³

単位（読み方）	記号	大きさ
立方キロメートル	km³	1辺が1 kmの立方体の体積
立方デシメートル	dm³	1辺が10cmの立方体の体積
立方センチメートル	cm³	1辺が1 cmの立方体の体積
立方ミリメートル	mm³	1辺が1 mmの立方体の体積
リットル	L	1000cm³
デシリットル	dL	10分の1 L＝100cm³
ミリリットル	mL	1000分の1 L＝1 cm³

Lは主に**液体の体積**に使います

※他に、cc（シーシー）は希釈液の濃度計算などで必要になる単位で、1 cm³＝1 mL＝1 cc

【質量の単位】

質量（重さ）の基本単位は、キログラム（kg）です。よく使うのは以下のものです。

単位（呼び方）	記号	重さ	水のおおよその体積
トン	t	1000kg＝10³kg	1 m³
グラム	g	0.001kg＝10⁻³kg	1 cm³
ミリグラム	mg	0.000001＝10⁻⁶kg	1 mm³

mgは患者さんへの**薬剤投与**の問題などで使います

【時間の単位】

時間の基本単位は、秒です。以下のような単位で表されます。

単位	記号	長さ
秒	sec、s、″	－
分	min、m、′	60秒
時間	hr、h	60分
日	day、d	24時間
年	year、y	365日*

*4年に1度ある「うるう年」は、366日

分娩所要時間の計算などで使います

ネーゲレの計算式で分娩予定日を計算するときなどに使います

ちなみに、1年は12か月ありますが、ひとつきの日数は月ごとに異なります。
ひとつきの日数が31日まである月は、1月、3月、5月、7月、8月、10月、12月です。
ひとつきの日数が30日まである月は、4月、6月、9月、11月です。
2月だけは特別に、28日しかありません（うるう年は29日）。